Iyad Abou Rabii

Comprimé mucoadhesive pour le traitement de la candidose buccale

Iyad Abou Rabii

Comprimé mucoadhesive pour le traitement de la candidose buccale

Développement d'un comprimé antifongique mucoadhésive étape par étape

Presses Académiques Francophones

Impressum / Mentions légales
Bibliografische Information der Deutschen Nationalbibliothek: Die Deutsche Nationalbibliothek verzeichnet diese Publikation in der Deutschen Nationalbibliografie; detaillierte bibliografische Daten sind im Internet über http://dnb.d-nb.de abrufbar.
Alle in diesem Buch genannten Marken und Produktnamen unterliegen warenzeichen-, marken- oder patentrechtlichem Schutz bzw. sind Warenzeichen oder eingetragene Warenzeichen der jeweiligen Inhaber. Die Wiedergabe von Marken, Produktnamen, Gebrauchsnamen, Handelsnamen, Warenbezeichnungen u.s.w. in diesem Werk berechtigt auch ohne besondere Kennzeichnung nicht zu der Annahme, dass solche Namen im Sinne der Warenzeichen- und Markenschutzgesetzgebung als frei zu betrachten wären und daher von jedermann benutzt werden dürften.

Information bibliographique publiée par la Deutsche Nationalbibliothek: La Deutsche Nationalbibliothek inscrit cette publication à la Deutsche Nationalbibliografie; des données bibliographiques détaillées sont disponibles sur internet à l'adresse http://dnb.d-nb.de.
Toutes marques et noms de produits mentionnés dans ce livre demeurent sous la protection des marques, des marques déposées et des brevets, et sont des marques ou des marques déposées de leurs détenteurs respectifs. L'utilisation des marques, noms de produits, noms communs, noms commerciaux, descriptions de produits, etc, même sans qu'ils soient mentionnés de façon particulière dans ce livre ne signifie en aucune façon que ces noms peuvent être utilisés sans restriction à l'égard de la législation pour la protection des marques et des marques déposées et pourraient donc être utilisés par quiconque.

Coverbild / Photo de couverture: www.ingimage.com

Verlag / Editeur:
Presses Académiques Francophones
ist ein Imprint der / est une marque déposée de
OmniScriptum GmbH & Co. KG
Heinrich-Böcking-Str. 6-8, 66121 Saarbrücken, Deutschland / Allemagne
Email: info@presses-academiques.com

Herstellung: siehe letzte Seite /
Impression: voir la dernière page
ISBN: 978-3-8381-4646-1

Zugl. / Agréé par: Clermont-Ferrand, Universite d'Auvergne, 2004

Copyright / Droit d'auteur © 2014 OmniScriptum GmbH & Co. KG
Alle Rechte vorbehalten. / Tous droits réservés. Saarbrücken 2014

DEVELOPPEMENT D'UN COMPRIME MUCO-ADHESIF POUR LE TRAITEMENT DE LA CANDIDOSE BUCCALE

PAR

Iyad ABOU-RABII

Plan de l'Ouvrage

INTRODUCTION ... 9

PREMIERE PARTIE : ETUDE BIBLIOGRAPHIQUE

1 LA VOIE BUCCALE D'ADMINISTRATION ... 14

1.1 BIODISPONIBILITÉ ET VOIES D'ADMINISTRATION ... 15

1.2 ADMINISTRATION GÉNÉRALE PAR LA VOIE BUCCALE ... 22

1.2.1 ADMINISTRATION SUBLINGUALE ... 22

1.2.2 ADMINISTRATION BUCCALE. ... 24

1.2.3 LES FACTEURS INFLUENÇANT LA PERMÉABILITÉ DE LA MUQUEUSE BUCCALE ... 20

1.2.4 L'AUGMENTATION DE LA PERMÉABILITÉ ... 35

1.3 ADMINISTRATION LOCALE ... 38

1.3.1 LES EMPLÂTRES GINGIVAUX ... 38

1.3.2 LES PÂTES D'ADHÉSION DENTAIRE ... 39

1.3.3 LES PATCHS BUCCAUX ... 39

1.3.4 LA POMMADE BIO ADHÉSIVE ... 39

2 RAPPEL ANATOMIQUE ET HISTOLOGIQUE ... 40

2.1 ANATOMIE TOPOGRAPHIQUE ... 40

2.1.1 LÈVRES ... 42

2.1.2 VESTIBULE BUCCAL ... 43

2.1.3	Gencive	43
2.1.4	Joue	44
2.1.5	Langue	45
2.1.6	Plancher buccal	47
2.1.7	Palais	48
2.1.8	Voile	50
2.1.9	Arcades dentaires	51
2.2	**Composition histologique de la muqueuse buccale**	**53**
2.2.1	Épithélium	53
2.2.2	La jonction épithélium-chorion	57
2.3	**Fonctions de la muqueuse buccale**	**61**
2.4	**La salive**	**62**
2.4.1	Dosage des principes actifs dans la salive	65
2.5	**Vascularisation et innervation de la cavité buccale**	**67**

3 LA CANDIDOSE 71

3.1	**Introduction**	**71**
3.2	**Classification des mycoses**	**72**
3.3	**La candidose**	**74**
3.3.2	La candidose et le SIDA	79
3.3.3	Formes cliniques de la candidose	81
3.3.4	Diagnostic d'une Candidose buccale	95

3.3.5	TRAITEMENT DE LA CANDIDOSE BUCCALE	104

4   LA MUCOADHÉSIVITÉ ET LES MUCOADHÈSIFS   127

4.1	**LE MUCUS**	**128**
4.2	**LES THÉORIES ET LES MÉCANISMES D'ADHÉSION**	**131**
4.2.1	LES MÉCANISMES PHYSIQUES	131
4.2.2	LES MÉCANISMES CHIMIQUES	133
4.3	**LES FACTEURS INFLUANT LE PHÉNOMÈNE D'ADHÉSION**	**134**
4.3.1	POIDS MOLÉCULAIRES DU POLYMÈRE [72]	134
4.3.2	CONCENTRATION EN POLYMÈRE	134
4.3.3	LE TEMPS DE CONTACT [74]	135
4.3.4	HYDRATATION EN POLYMÈRE	135
4.3.5	NATURE DE LA MUQUEUSE [74]	136
4.3.6	LA TEMPÉRATURE [73]	136
4.4	**LES POLYMÈRES BIOADHESIFS**	**136**
4.4.1	CARACTÈRES GÉNÉRAUX :	136
4.4.2	CLASSIFICATION	137
4.4.3	MÉCANISME DE LA BIO ADHÉSION DES ACIDES POLYACRYLIQUES	137
4.5	**LES PROTÉINES DE LAIT**	**138**
4.6	**LES MÉTHODES D'ÉTUDE DE LA MUCO ADHÉSION**	**145**
4.6.1	MÉTHODES IN VITRO	145
4.6.2	MÉTHODES IN VIVO	158

4.7 LES FORMES PHARMACEUTIQUES MUCO ADHÉSIVES ADMINISTRÉES PAR VOIE BUCCALE   **159**

5 CONCLUSION   **161**

DEUXIÈME PARTIE : DEVELOPPEMENT DU COMPRIME MUCO-ADHESIF DE MICONAZOLE

1 OBJECTIF DE L'ÉTUDE   **164**

1.1 Libération lente   165

1.2 Adhésion   170

1.3 Efficacité antifongique   170

1.4 Utilisation   170

1.4.1 Irritation   170

1.4.2 Facilité d'application   171

1.4.3 Lieu d'application   171

2 FORMULATION   **172**

2.1 Choix de l'antifongique   172

2.2 L'agent Adhésif   175

2.3 Formule de départ   175

3 EXPÉRIMENTATION   **177**

3.1 L'adhésion   178

ETUDE IN VITRO DE L'ADHÉSION :	**178**
LE POUVOIR ADHÉSIF DES PROTÉINES DE LAIT :	**180**
LE TEXTUROMETRE	180
3.1.1 MÉTHODE DE TRAVAIL :	183
3.1.2 PARAMÈTRES D'ÉTUDE :	186
3.1.3 VALIDATION DE LA MÉTHODE	191
3.1.4 CHOIX DE LA PROTÉINE DU LAIT ET LA MISE EN ÉVIDENCE DE SES POUVOIRS ADHÉSIFS	193
3.2 ETUDE DE LIBÉRATION *IN VITRO* DU PRINCIPE ACTIF	**203**
MÉTHODE EXPÉRIMENTALE ET ANALYTIQUE DE L'ÉTUDE IN VITRO :	**203**
RECHERCHE D'UN MILIEU DE DISSOLUTION POUR LA CINÉTIQUE DE DISSOLUTION	206
VALIDATION DU DOSAGE PAR SPECTROMETRE DU MICONAZOLE	214
ETUDE *IN VITRO* DE LA LIBÉRATION	**229**
MATÉRIEL	229
RÉACTIFS:	231
MODE OPÉRATOIRE DE LA CINÉTIQUE	231
LES RÉSULTATS	**234**
3.3 EFFICACITÉ ANTIFONGIQUE :	**242**
3.3.1 OUTILS	244
3.3.2 MÉTHODE	246
IDENTIFICATION QUANTITATIVE	247
IDENTIFICATION QUALITATIVE	247

3.3.3 CINÉTIQUE DE DISSOLUTION ET TEST D'EFFICACITÉ ANTIFONGIQUE 248

MILIEU DE DISSOLUTION ALTERNATIF AU LSS **258**

4 ETUDES IN VIVO 262

4.1 Principe et objectif de l'étude 262

4.2 Matériels et Méthodes 263

4.2.1 Sujets 263

4.2.2 Les médicaments utilisés dans l'essai 264

Lieu d'application du comprimé **266**

Organisation de l'étude **268**

Récolte et Analyse des données **271**

Méthode analytique **272**

4.3 Résultats 273

4.4 Discussion 310

CONCLUSION GÉNÉRALE 312

Introduction

La cavité buccale est un espace complexe, compris entre les téguments superficiels de la face et le pharynx, occupée par la langue en arrière des arcades dentaires. La muqueuse qui la recouvre est variable, adaptée aux fonctions des divers stades et phases du pré digestion des aliments.

La bouche peut être le miroir qui reflète l'état général de la santé. En effet plusieurs maladies peuvent se manifester par une atteinte buccale (mycoses, sécheresse, changement morphologique. Etc.).

Les candidoses sont les plus fréquentes des mycoses buccales. Bénignes en elles-mêmes, elles peuvent révéler un état pathologique sous-jacent.

Les infections à *Candida albicans* sont plus fréquentes chez le sujet âgé et chez la femme enceinte. Les candidoses profondes se voient essentiellement au cours des déficits immunitaires congénitaux (notamment déficit des cellules phagocytaires, déficit des cellules T, et déficit du complément) ou acquis (infections au cours des hémopathies malignes, des cancers, des maladies auto-immunes, au cours de l'infection à VIH, infections après transplantation d'organes et notamment chez le patient ayant subi une transplantation rénale, chez le patient ayant subi une transplantation cardiaque, mais aussi du fait de thérapeutiques immunosuppressives ou d'une corticothérapie), après un séjour prolongé en réanimation, après une chirurgie lourde, chez les patients brûlés, au cours du diabète et chez les patients utilisant des drogues intraveineuses. L'antibiothérapie à large spectre, en particulier lorsqu'elle est prolongée, favorise la survenue de ces candidoses.

Le traitement topique de la candidose buccale est souvent difficile car avec la sécrétion salivaire permanente, et les fonctions différentes de la bouche (parole, ingestion des aliments etc.), il n'est pas facile de garder une concentration efficace du principe actif antifongique dans la cavité buccale.

Il était donc intéressant de trouver des formes pharmaceutiques originales qui remplacent les formes traditionnelles (gel buccal, comprimés à croquer ou à sucer, lotions de rinçage. etc.), des formes qui assurent une libération permanente du principe actif et qui limiteront ainsi les effets de lavage salivaire.

Cette étude a pour but de développer un comprimé buccal mucoadhésif qui se fixe sur la muqueuse et libère l'antifongique dans la cavité buccale de façon continue et prolongée.

Mais avant de présenter cette étude nous allons évoquer les formes actuellement utilisées pour les médicaments administrés par la voie buccale.

Il faut distinguer l'administration buccale de l'administration orale : **administration orale** signifie ingestion du médicament **par la bouche** ; ce médicament va être avalé et le principe actif absorbé au niveau intestinal. Alors que **l'administration buccale** signifie administration **dans la bouche**. Il est possible qu'une partie du médicament administré soit avalé, mais le but principal de l'administration buccale est l'application de la forme pharmaceutique dans la cavité buccale que ce soit pour un traitement topique, ou dans le but d'atteindre la circulation sanguine à travers la muqueuse buccale qui est perméable pour certains principes actifs.

Ce travail est divisé en deux parties :

- Partie bibliographique : qui expose les différentes voies d'administration, les atouts et les difficultés de la voie buccale par rapport aux autres voies, avec une présentation anatomique et histologique de la cavité buccale,ainsi que les pathologies de la candidose buccale. Seront évoquées aussi la notion de bioadhésivité et son application dans la bouche (la muco adhésivité), ainsi que les méthodes déjà décrites pour l'estimation du pouvoir bioadhésif d'un produit.

- Partie expérimentale : qui est divisé en trois partie

1. Cahier de charges : les caractéristiques du comprimé à développer (libération lente, adhésion, et facilité d'application)
2. Formulation et études in vitro :
    - L'antifongique : une présentation des différentes familles d'antifongiques, leur utilisation pour le traitement des pathologies buccales, et le choix de l'antifongique utilisé dans notre étude.
    - L'agent adhésif et le protocole utilisé pour la mesure de la capacité adhésive du comprimé.
    - Développement galénique et étude de la libération in vitro du principe actif à partir du comprimé.
3. Etude in vivo :
    - Principe et objectifs de l'étude
    - Protocole de l'étude.
    - Résultats et discussion

Première Partie : Etude Bibliographique

1 La voie buccale d'administration

Les voies d'administration des médicaments sont très variées [1,2], chacune présentant des avantages et des inconvénients (tableau 1). La voie orale reste la voie privilégiée d'administration du fait de sa simplicité. Néanmoins, compte tenu des problèmes d'absorption et de biodisponibilité de nombreux principes actifs, la recherche d'autres voies d'administration et le développement de systèmes thérapeutiques associés a été étudié.

Parmi les alternatives à la voie orale, l'administration buccale, mentionnée pour la première fois par Sorbero en 1847 [3], présente plusieurs avantages. Elle est pratique et facile d'accès, les médicaments administrés à travers la muqueuse buccale arrivent directement dans la circulation sanguine sans premier passage hépatique, évitant ainsi le métabolisme gastro-intestinal, et les effets destructeurs de l'environnement stomacal (figure 1).

La voie buccale d'administration reste toutefois peu exploitée, peut être à cause des variations liées à la sécrétion salivaire, et la disparition rapide des médicaments administrés, par déglutition. Ce sont des problèmes dont les chercheurs n'ont pas pu trouver la solution avant la mise au point des nouveaux systèmes d'application, tel que les systèmes mucoadhèsifs.

L'administration buccale des médicaments est un sujet de plus en plus étudié et des travaux récents [4, 5, 6, 7] ont révélé que l'administration buccale concerne deux types d'indications.

➢ Indication pour une action générale : le principe actif passe à travers la muqueuse buccale pour arriver dans la circulation systémique.

➢ Indications dans les pathologies locales buccale particulièrement les aphtes, les mycoses, et les parodontopathies [8].

1.1 Biodisponibilité et voies d'administration

La biodisponibilité systémique du principe actif est la mesure de la fraction absorbée de ce médicament arrivant de son site d'administration dans la circulation générale sans qu'il ne subisse de modification quelconque.

Tableau 1 : Les différentes voies d'administration des médicaments.

Voies d'administration		Avantages	inconvénients
La voie orale		La voie la plus pratique, avec moins de risques.	Nécessite la coopération du patient. Absorption relativement lente. Moins de biodisponibilité si important métabolisme hépatique.
La voie Parentérale	Intraveineuse	- Très utile en cas d'urgence. - convenables pour l'administration des grands volumes (100 ml et plus).	Ne convient pas pour les solutions huileuses
	Intramusculaire	Pour les médicaments en quantité modérée	Déconseillé en cas de traitement par les anticoagulants.

Sous-cutanée	Pour les suspensions et l'implantation des solides. - normalement conseillée pour les médicaments d'un grand poids moléculaire.	Des volumes importants de médicament ne peuvent pas être administrés. douleur et nécrose, peuvent être provoquées par les substances irritantes.	
	Intra artérielle		
	Intradermique	Utilisée rarement	Réservé pour les experts
	Intracardiaque Intra articulaire La voie épidurale	Médicaments administrés directement au lieu d'action désiré.	-Technique précise et délicate. -Risque d'allergie
Les voies transmuqueuses	Perlinguale	Évite le métabolisme hépatique du médicament Action rapide	Le mauvais goût de certains médicaments empêche l'utilisation de cette voie. Une période d'administration

		parfois très prolongée.
rectale	Adaptée pour les enfants	
	Action relativement rapide	
vaginale	Action locale	
nasale	Action locale	
	Perméabilité pour des substances non absorbables par voie orale (calcitonine)	
	Action rapide systémique	
oculaire	Action locale mais qui peut être aussi générale	Muqueuse fragile d'où la nécessité d'utiliser des solutions parfaitement contrôlées
auriculaire	Action locale	
pulmonaire	Action locale	Difficile de contrôler la dose administrée
	Action générale après avoir traversé la barrière	

		alvéolaire	
La voie cutanée		Action locale	Avec une peau lésée la perméabilité est augmentée
		Action générale	

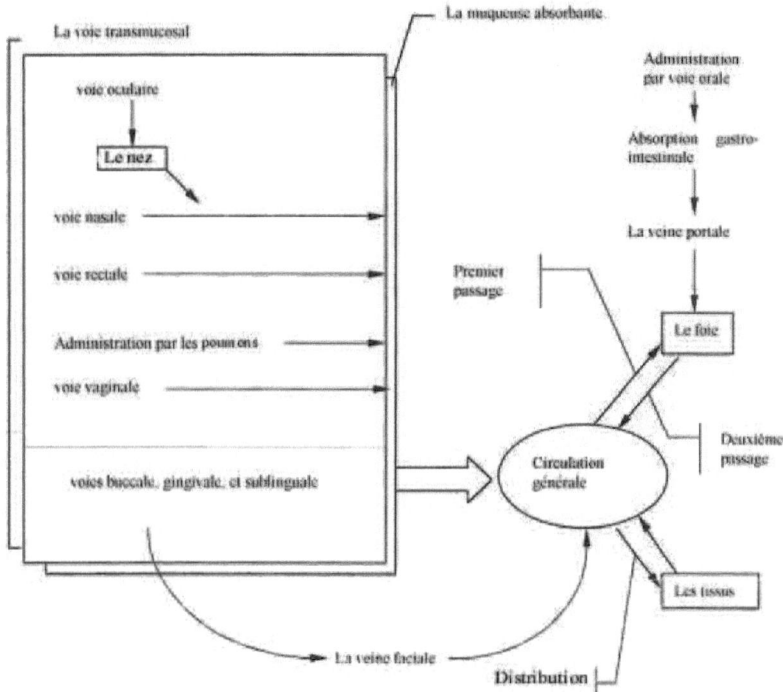

Figure 1 : Diagramme montrant les voies qui évitent le premier passage hépatique par comparaison à l'administration orale des médicaments.

Le site d'absorption peut avoir des effets importants sur la biodisponibilité des médicaments, surtout quand ceux-ci sont administrés par voie orale. La destruction, par les acides gastriques, l'action du premier passage hépatique avant que le principe actif n'entre dans la circulation générale entraîne une diminution de la biodisponibilité variable selon les principes actifs. Les organes responsables de cette élimination presystémique sont la membrane intestinale et le foie. Des médicaments tels que le propranolol, la terbutaline, la levopoda et l'aspirine, ont une grande affinité envers ce système enzymatique, et sont par conséquent largement détruits durant leur passage dans ces organes.

Cette élimination presystémique peut être réduite en choisissant un site d'administration dans lequel les médicaments absorbés peuvent arriver directement dans la circulation systémique sans passer par le foie ou la membrane intestinale.

Généralement, les médicaments pénètrent la muqueuse buccale par simple diffusion, arrivant ainsi dans la circulation sanguine par la veine jugulaire. D'autres principes d'absorption sont aussi mis en jeu tels que le transport actif [9], la pinocytose, et le passage à travers les pores aqueux.

Leslie Z. BENET (1998) a mentionné un autre argument pour l'utilisation de la voie buccale pour l'administration des médicaments. Il s'agit de l'absence de la protéine de transport membranaire la P- Glycoprotéine. Cette protéine est identifiée comme un transporteur actif qui se trouve dans la membrane intestinale, la membrane des cellules endothéliales du cerveau, et dans la membrane biliaire, et joue un rôle important dans l'élimination de certaines substances [11]. Des études ont aussi montré son existence dans le cœur, les cellules sanguines, et les poumons [12, 13]. Une information plus détaillée sur la composition chimique de cette protéine se trouve dans le tableau 2 [11].

Tableau 2 : la composition chimique de la P- Glycoprotéine

P-gp	
Lieu géométrique sur le chromosome	7q21.1
Nombre des acides d'amines	1280
Les sites de glycosylation	Un site
Le poids moléculaire	~170 KDa
Vinca Alkaloid	Résistant
Anthracycline	Résistant
Epipodophyllotoxin	Résistant
Taxol	Résistant
Mitocantrone	Résistant
Colchicine	Résistant
Oxydations des métaux lourds	Sensible

Cette protéine limite l'absorption des médicaments en réalisant une réabsorption active dans le sens inverse (figure 2). L'absence de cette protéine dans la muqueuse buccale favorise cette voie d'administration comparativement à la voie orale.

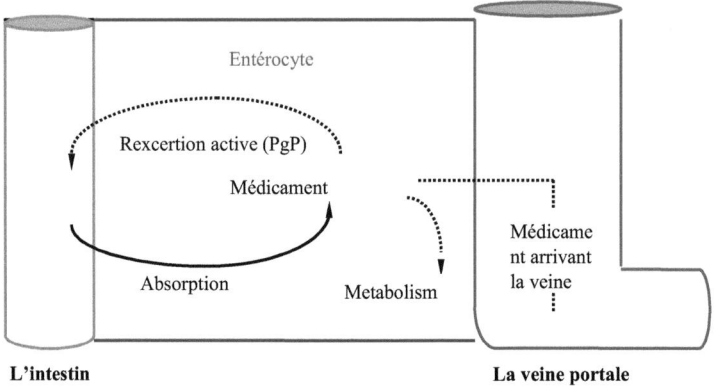

Figure 2 : Le rôle de la P-Glycoprotéine dans la limitation de l'absorption intestinale.

1.2 Administration générale par la voie buccale

Il existe actuellement deux types d'administration buccale pour une action générale des médicaments

- l'administration sublinguale
- l'administration buccale.

1.2.1 Administration sublinguale

La muqueuse sublinguale est largement perméable, et capable d'une absorption rapide des médicaments de faible poids moléculaire. Les formes médicamenteuses utilisées par cette voie sont les comprimés, les granules, les capsules de gélatine remplies d'un liquide qui se rompent dans la bouche, et les sprays pour pulvérisation orale.

La zone sublinguale est très mobile, sa surface est limitée. Elle n'est pas donc convenable pour y fixer des systèmes d'administration et les garder pendant une durée prolongée. Cette voie est mieux adaptée pour l'administration des médicaments d'urgence, où la rapidité d'apparition des effets pharmacologique est recherchée.

1.2.1.1 Administration sublinguale des dérivés nitrés

Les médicaments cardio-vasculaires tels que la Tri nitroglycérine (NTG), et le dinitrate d'Isosorbide (ISDN) sont administrés par voie buccale depuis déjà un siècle [3]. Ces médicaments possèdent des effets vasodilatateurs, et sont utilisés en urgence en cas de crise d'angor.

La voie sublinguale représente la voie la plus adaptée à l'administration de NTG. En effet, suite à une administration orale, la NTG est largement métabolisée par le foie lors de son premier passage hépatique. Le foie dispose d'une énorme capacité de métabolisation envers les nitrates organiques, due à l'enzyme glutathion réductase. De plus, l'action vasodilatatrice est obtenue plus rapidement lors de l'utilisation de cette voie.

Le NTG a été utilisé sous forme de comprimés sublinguaux, mais des problèmes techniques, comme la nécessité d'attendre la dissolution du comprimé pour que le principe actif commence à traverser la muqueuse, et le retard de l'apparition des effets souhaités, ont forcé les chercheurs à développer un aérosol de NTG destiné à l'administration sublinguale. L'apparition des effets thérapeutiques est plus rapide avec cette forme.

Pour le dinitrate d'isosorbide, la biodisponibilité après son administration par voie orale est faible (22-29%) [4], à cause de l'effet de premier passage hépatique et de sa métabolisation par le foie. Nozaki et al (1997) [14] ont proposé un système bicouche mucoadhésif, que l'on applique sur la muqueuse gingivale. Ce système se compose de deux couches : une couche à libération rapide, et une deuxième destinée à libérer l'ISDN de façon ralentie et prolongée.

1.2.2 Administration buccale.

Le site buccal est diffèrent du site sublingual ; il est moins perméable, et présente une absorption des médicaments moins rapide. Par contre la muqueuse buccale dont une grande partie est immobile, est plus adaptée à l'application des systèmes fixes tels que les mucoadhèsifs.

La muqueuse buccale peut être utilisée pour l'administration des médicaments d'un grand poids moléculaire, et même les peptides [18].

Ces applications présentent certaines contraintes pour la fabrication des systèmes d'administration buccale :

> ➤ Il est préférable de modifier l'environnement local du site d'absorption pour optimiser l'administration buccale des médicaments, ce qui peut comprendre l'addition d'un solvant comme l'éthanol [6], la modification du pH sur la surface muqueuse pour améliorer la dissolution locale de médicaments [3], ou bien l'utilisation de promoteurs d'absorption.

> ➤ L'administration par la muqueuse buccale nécessite la coopération du patient.

> ➤ Pour garder une concentration plasmatique stable des médicaments surtout pour ceux dont la demi-vie est très courte, il faut conserver et garder le système d'administration dans la bouche ce qui n'est pas du tout facile avec les mouvements de la bouche, et l'existence de la salive [3].

Ces contraintes favorisent l'utilisation de mucoadhèsifs, et limitent l'utilisation des gels ou des tablettes pour l'administration buccale des médicaments

1.2.2.1 Administration buccale des médicaments antihypertenseurs

Les effets secondaires constatés lors de l'administration orale de la nifedipine, comme la tachycardie et les céphalées, ne se produisent plus avec une administration sublinguale de ce médicament. L'utilisation de cette voie diminue la formation des métabolites de la nifedipine en évitant le passage de ce médicament dans le foie.

1.2.2.2 Administration buccale des analgésiques

Bien que l'absorption de la buprenorphine à travers la muqueuse buccale soit relativement lente, sa biodisponibilité est améliorée lors de son administration par voie buccale. Il est de même pour la morphine dont la biodisponibilité augmente de 40 à 50% lors de son administration buccale, quand on la compare avec celle obtenue suite à une administration par voie intramusculaire [16].

1.2.2.3 Administration buccale des médicaments vasoconstricteurs

Même lorsque le fumeur n'inhale pas la fumée de la cigarette, la nicotine peut arriver dans la circulation par son absorption à travers la muqueuse buccale. L'utilisation d'une gomme à mâcher de nicotine peut aider les fumeurs au sevrage tabagique en maintenant la concentration plasmatique de nicotine à un niveau identique à celui obtenu après une ou plusieurs cigarettes. Le tableau 3 présente plusieurs médicaments destinés à l'administration à travers la muqueuse buccale [17].

Tableau3 : *Les médicaments destinés à l'administration sur la muqueuse buccale existant actuellement dans le commerce.*

Le site d'administration	Médicament	Nom commercial	Forme utilisée
Sublinguale	Trinitrine	Nati spray®	Spray pour pulvérisation buccale
		Trinitrine simple Laleuf®	Pilule enrobée à mâcher
		Trinitrine caféinée Dubois®	Pilule enrobée à mâcher
	Di nitrate d'isosorbide	Risordan®	Comprimé sublingual
		Risordan L.P®	Comprimé à libération prolongée
		Isocard®	Spray pour pulvérisation buccale
	Buprenorphine	Subutex®	Comprimé sublingual
Buccale	Nicotine	Nicorette®	Gomme à mâcher

1.2.3 Les facteurs influençant la perméabilité de la muqueuse buccale

La muqueuse buccale est 4000 fois plus perméable que la peau, mais l'est moins que la muqueuse intestinale, et à l'intérieur de la bouche, la perméabilité s'accroît dans l'ordre : palatale >buccale> sublinguale [3].

Yuji Kurosaki et al (1991), ont appliqué de l'acide salicylique sur six zones différentes de la muqueuse buccale d'un hamster, avec différents degrés de kératinisation. L'étude de la concentration plasmatique montre que l'absorption des médicaments à travers la muqueuse buccale peut être limitée par deux barrières : la barrière enzymatique car certains médicaments peuvent être métabolisés dans la muqueuse buccale, et la barrière physico-chimique (le stratum corneum et la kératine). D'autres études estiment que la membrane basale de l'épithélium est la véritable barrière de la diffusion des médicaments : cette hypothèse semble plus évidente [3].

L'absorption d'un médicament à travers la muqueuse buccale n'est pas identique à son entrée dans la circulation générale. En effet, les médicaments semblent êtres stockés dans la membrane buccale, et fixés sur ou dans l'épithélium buccal (figure 3).

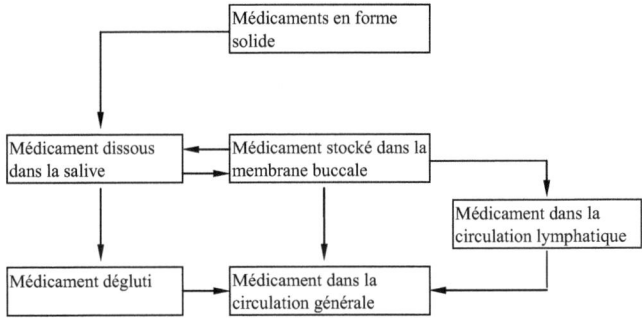

Figure 3 : Schéma expliquant l'effet du stockage des médicaments dans la membrane buccale.

Plusieurs facteurs peuvent jouer un rôle dans la perméabilité de la muqueuse buccale.

Coefficient de perméabilité

De nombreuses études ont été réalisées sur la perméabilité des muqueuses humaines et animales, in vivo comme in vitro. En analysant ces études, il est difficile d'avoir une idée de l'effet de différents facteurs sur la perméabilité sans avoir une unité de mesure unique, et reconnue par tous pour la perméabilité. La comparaison de deux cas expérimentaux devient alors impossible.

Récemment, un paramètre a été proposé comme paramètre standard [3], il s'agit du coefficient de la perméabilité présenté dans l'équation suivante.

$$P = \frac{\%absorbe * V_d}{A * t * 100}$$

Où :

P   coefficient de perméabilité (cm/s).

V_d volume du compartiment donneur.

A   surface d'application.

T   temps.

Cette équation présume que le gradient de concentration des deux cotés de la membrane est constant pendant le temps de perméation, ce qui est vrai tant que le pourcentage absorbé est faible < (5-10%) [1].

Le tableau 4 présente les valeurs du coefficient de perméabilité pour plusieurs principes actifs suite à leurs applications sur différentes muqueuses [3].

Tableau 4 : les valeurs du coefficient de la perméabilité pour plusieurs substances suite à leurs application sur différents muqueuses.

Substances	Muqueuse utilisée	P (cm/s)
Glycérol	Muqueuse buccale de lapin	$6.0*10^{-7}$
Octanol	Muqueuse buccale de lapin	$2.2*10^{-5}$
Progestérone	Muqueuse buccale de lapin	$8.9*10^{-6}$
Acide glutamique	Muqueuse buccale de lapin	$4.0*10^{-7}$
Lysine	Muqueuse buccale de lapin	$2.3*10^{-7}$
Serine	Muqueuse buccale de lapin	$1.3*10^{-6}$
Glycine	Muqueuse buccale de lapin	$8.3*10^{-7}$
Leucine	Muqueuse buccale de lapin	$1.9*10^{-7}$
Acide salicylique	Muqueuse buccale de lapin	$9.3*10^{-7}$
TRH	Muqueuse buccale de lapin	$2*10^{-7}$
Dextran 4000	Muqueuse buccale de lapin	$2.2*10^{-9}$
DGAVP	Muqueuse buccale de cochon	$1.1*10^{-8}$
Isoproterenol	Muqueuse buccale de chien	$6*10^{-8}$
Estradiol	Muqueuse buccale de chien	$6.6*10^{-6}$
Amphétamine	Muqueuse buccale de chien	$1.5*10^{-5}$
Ouabaïne	Muqueuse buccale de chien	$6.5*10^{-6}$
Butanol	Muqueuse de bajoue de hamster	$4.3*10^{-5}$

Acide benzoïque	Muqueuse de bajoue de hamster	$4.6*10^{-5}$
Acide urique	Muqueuse sublinguale de rat	$2.2*10^{-6}$
Glucose	Muqueuse sublinguale de rat	$4.8*10^{-7}$
Glycérol	Muqueuse sublinguale de rat	$1.1*10^{-6}$
Butanol	Muqueuse sublinguale de rat	$2.9*10^{-9}$
Acide urique	Muqueuse sublinguale de lapin	$8.4*10^{-6}$
Dextran 20000	Muqueuse sublinguale de lapin	$4*10^{-7}$

1.2.3.1 Le site d'application

La composition et l'épaisseur de la muqueuse buccale sont diffèrents d'une zone à l'autre (figure 4), c'est pourquoi l'absorption des médicaments peut varier selon le site d'application dans la bouche. Addy et Pimlott (1985) ont montré que la région sublinguale est plus perméable que les autres régions buccales, ils ont supposé que la perméabilité sublinguale est élevée car la muqueuse sublinguale est moins kératinisée. Toutefois les études histologiques montrent que d'autres zones de la bouche comme les joues par exemple ont le même degré de kératinisation, et pourtant, leur perméabilité est moindre.

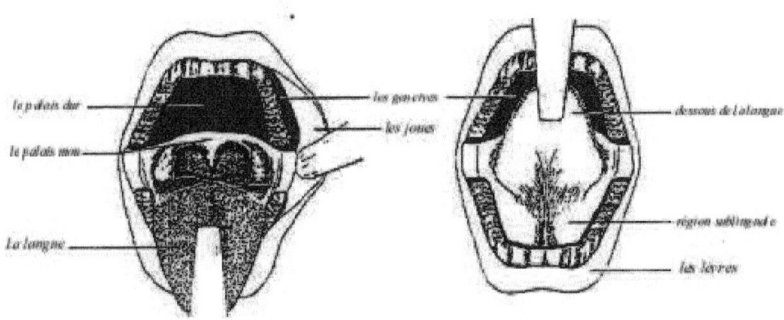

Figure 4 : La variation régionale de la muqueuse buccale [46]

■ *Épithélium kératinisé*

☐ *Épithélium non kératinisé*

▩ *Épithélium spécialisé*

La grande perméabilité de la muqueuse sublinguale peut alors être expliquée par le fait que les médicaments dans cette région sont immergés dans la salive, et par conséquent mieux dissous. Cette explication plus logique, est corroborée par la diminution de l'absorption de NTG appliquée sur la muqueuse sublinguale, suite à la ventilation utilisée au cours de la crise d'angor, ce qui provoque le dessèchement de la bouche.

1.2.3.2 L'excipient

L'excipient utilisé dans les médicaments peut jouer un rôle important dans la détermination du degré de pénétration du principe actif. L'effet du véhicule est direct sur la surface d'application (par exemple : l'hydratation de la surface si le véhicule est l'eau) [19].

1.2.3.3 La nature de la substance

1.2.3.3.1 LE POIDS MOLECULAIRE

Il est communément admis que les petites molécules <75-100 Da passent à travers la muqueuse buccale de façon plus rapide. Toutefois A. J. Hoogstraste et al (1995) ont prouvé la possibilité du passage des macromolécules à travers la muqueuse buccale de cochons [20].

Le rôle du poids moléculaire dans le passage des médicaments à travers la muqueuse buccale n'est pas absolu. Le dextrane dont le poids moléculaire est supérieur à 70000 Da peut traverser la muqueuse buccale, alors que la peroxydase de radis noir ne peut pas passer, bien que son poids moléculaire soit de moins de 40000 Da.

1.2.3.3.2 LIPOSOLUBILITÉ ET HYDROSOLUBILITÉ

Les substances liposolubles ont plus de chance d'être absorbées que les substances hydrosolubles pour traverser la muqueuse buccale par la voie transcellulaire, alors que les formes hydrosolubles et ionisées des substances, suivent la voie intercellulaire (figure 5)

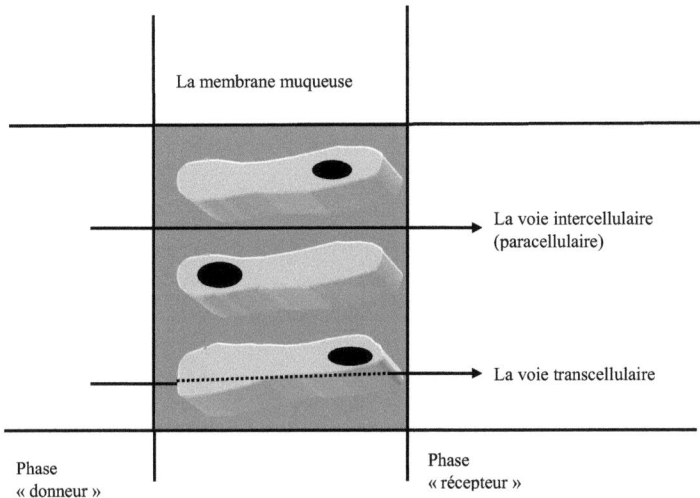

Figure 5 : Une illustration schématique des voies de pénétration des substances à travers la muqueuse buccale

Y. W. Chien et al [21] ont étudié la perméabilité des muqueuses à la progestérone et de ses dérivées hydrosolubles, monohydroxyprogestérone *(11α hydroxyprogestérone, 11β hydroxyprogestérone)*, dihydroxyprogestérone *(11αβdihydroxyprogestérone)*, et trihydroxyprogestérone.

Ces substances ont été testées sur deux sortes de muqueuse buccale de lapin : une muqueuse buccale normale et une muqueuse buccale delipidisée (l'extraction des lipides de la muqueuse). Les résultats obtenus ont montré que lors de l'extraction des lipides, la perméabilité est diminuée pour les formes plus liposolubles (progestérone), alors qu'elle est augmentée pour les formes hydrosolubles, ceci peut être expliqué par l'élimination de la résistance à la diffusion de ces formes en éliminant les lipides extractibles des espaces intercellulaires.

Sur une muqueuse normale, la perméabilité est augmentée en ajoutant un ou deux groupes hydroxyles (monohydroxyprogestérone et dihydroxyprogestérone) mais elle est diminuée avec l'addition de trois groupes (trihydroxyprogestérone) (Tableau 5).

Tableau 5 : La diffusibilité de la Progestérone et ses dérivées [21].

		Diffusivité (cm^2/h) (X 10^5)	
		Muqueuse buccale normale	Muqueuse buccale delipidée
Progestérone		4,7±0,62	5,7±2,76
Mono OH-P	11β-	32,5±1,83	65,4±2,41
	17α-	29,9±5,74	79,2±5,83
	21-	47,0±2,42	88,0±4,96
Di-OH-P	11β.21-	106,0±1,13	68,0±3,38
	17α.21-	76,9±4,84	71,7±4,42
Tri-OH-P	11β.17α.21-	33,4±5,76	35,3±0,95

Ceci a été expliqué par Chien [21] par le fait que ces groupes hydroxyles jouent un rôle dans l'interaction de la molécule de Progestérone avec le tissu muqueux, l'addition de nouveaux groupes hydroxyles peut diminuer cette interaction, augmentant ainsi la perméabilité, mais avec trois groupes, le poids moléculaire devient plus important ce qui explique la diminution de perméabilité malgré l'existence de ces groupes hydroxyles.

1.2.3.3.3 IONISATION

Les membranes lipidiques biologiques ne sont pas perméables à des molécules ionisées chargées. Ainsi pour les molécules de grande taille soumises à une diffusion passive, le transfert va dépendre essentiellement de leur gradient de concentration en forme non ionisée de part et d'autre de la membrane donc du pKa de la molécule et du pH sanguin et salivaire pour les acides faibles et les bases faibles. Il est communément admis que les formes non ionisées sont plus liposolubles et sont plus capables de pénétrer dans la muqueuse surtout en suivant la voie transcellulaire. Mais il a été montré que la forme ionisée suit parfois la voie paracellulaire, ce qui explique la grande perméabilité à certains médicaments, malgré leur présence sous forme ionisée.

L'augmentation de la perméabilité

Walters (1989) a proposé plusieurs promoteurs d'absorption, notamment des petites molécules hydrophiles (par exemple : Dimethyl sulfoxide, dimethyl formamide, éthanol, etc.). Les mécanismes d'actions de ces promoteurs ne sont pas encore exactement identifiés. Il semble qu'ils interagissent avec la tête polaire ou avec la queue hydrophile de la membrane plasmatique, augmentant ainsi la flexibilité et la fluidité de cette membrane et facilitant la diffusion de médicaments. L'interaction de ces promoteurs avec la partie polaire peut permettre d'absorber plus d'eau ouvrant ainsi des voies paracellulaires. D'autres substances comme par exemple le polyéthylène glycol, peuvent modifier la structure du stratum corrneum et augmenter sa solubilité, ce qui augmente la perméabilité de la muqueuse.

J. Voorspeols et al (1995) [22] ont testé la diffusion de la testostérone associée à plusieurs promoteurs d'absorption (HP6β-CD[1], STDHF[2], SDC[3]) à travers la muqueuse buccale de chien, les résultats de cette étude sont présentés dans la figure

---

[1] Hydroxypropyl 6 Bete Cyclodexterine

[2] Sodium taurodehydroxy fusidate

[3] Sodium deoxycholate

6. Hoostrate et al (1995) ont comparé l'évolution de la concentration plasmatique d'une substance hydrophile macromoléculaire (FD4[4]) avec ou sans association de sel biliaire GDC (glucodesoxycholate de sodium) [20]. Les deux courbes obtenues, présentées dans la figure 7, montrent l'augmentation de l'absorption en ajoutant le GDC.

Il est important de mentionner la toxicité de ces substances, car elles modifient les caractéristiques de la muqueuse de façon parfois non réversible. C'est pourquoi, l'utilisation de ces promoteurs ne peut être envisagée que si ceux-ci ne modifient la muqueuse que de façon réversible et pendant un laps de temps suffisant pour l'application de médicaments.

---

[4] Une substance macromoléculaire hydrophyle

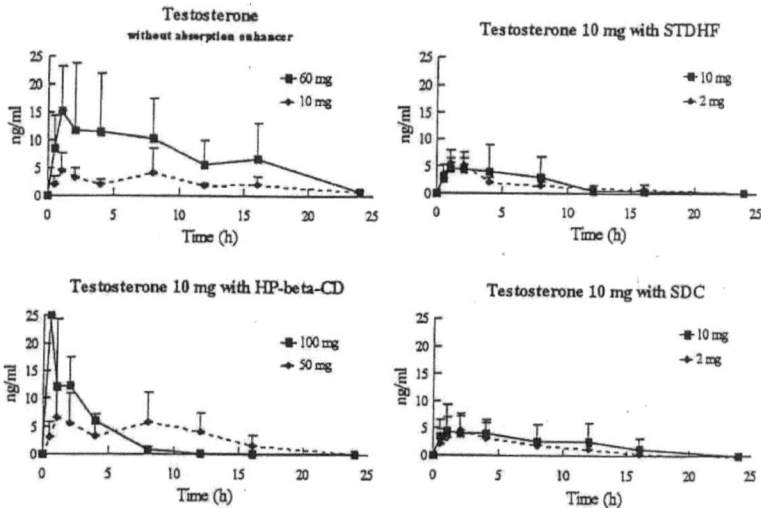

Figure 6 : Evaluation de la concentration plasmatique de testostérone au cours de temps suite à son administration à travers la muqueuse buccale à l'aide d'un mucoadhésif, avec la présence des différents promoteurs d'absorption

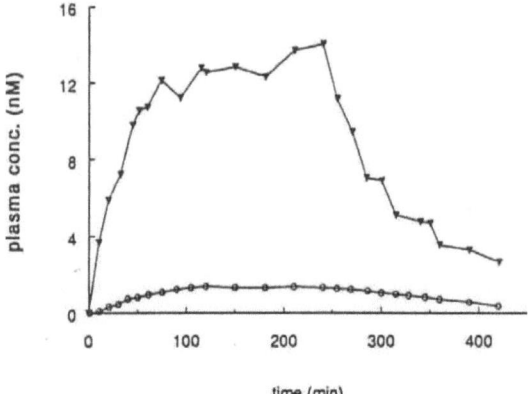

Figure 7 : L'évaluation de la concentration plasmatique de FD4 au cours de temps suite à son administration par voie buccale avec (▼) ou sans (°) la présence de GDC (promoteur d'absorption).

Administration locale

Utilisée pour le traitement des maladies de la cavité buccale, particulièrement les aphtes, les mycoses, et les parodontopathies [23].

Ces traitements font appel à des solutions pour bains de bouche, ou des pastilles à laisser fondre lentement [24]. L'efficacité d'un traitement topique nécessite un temps de contact suffisant, Il est souvent difficile de garder une concentration efficace de principe actif dans la cavité buccale à cause de la sécrétion salivaire permanente. C'est pourquoi ces formes ont été remplacées par les pommades ou les gels buccaux.

Il existe actuellement plusieurs formes galéniques pour l'administration topique des médicaments :

Les emplâtres gingivaux

Nagai et al ont présenté des emplâtres gingivaux qui contiennent des prostaglandines PGE2 et PGF2α afin de faciliter les mouvements des dents au cours de traitement orthodontique [23].

Les Pâtes d'adhésion dentaire

Les Pâtes d'adhésion dentaire aident à la tenue des prothèses dentaires et réduisent l'inconfort du patient après la pose d'un appareil dentaire. Les adhésifs dentaires de l'officine sont : Corega®, Polygripp®, et Steradent®.

Le Corega® se présente sous forme de poudre ou de crème ; il contient de la carboxyméthylecellulose et du copolymère [23].

Les patchs buccaux

Les patchs sont des disques adhésifs résorbables ou non, d'une taille entre 1 à 15 cm2.

Les patchs destinés à une action locale ne disposent pas de couche de renforcement et permettent une libération bidirectionnelle du principe actif. Ils sont beaucoup moins étudiés que les patchs destinées à une action générale.

La pommade bio adhésive

Sveinsson et al 1995 [25] ont proposé une pommade muco adhésive renfermant un mélange de polymères (acide méthacrylique et acide méthacrylique méthyle ester), et de liposomes qui contiennent de l'acetonide de triamcinolone destiné à l'administration locale de corticostéroïdes pour le traitement des maladies buccales inflammatoires.

Récemment, les mucoadhèsifs ont été proposés pour l'administration locale des principes actifs dans la bouche.

Rappel anatomique et histologique

Anatomie topographique

La cavité buccale s'ouvre en avant par l'orifice labial et en arrière dans l'oropharynx. Elle présente une architecture rigide formée par les mâchoires et les dents. Les parois muqueuses se continuent par les régions superficielles de la visage: lèvres et menton, joues et régions massétérines.

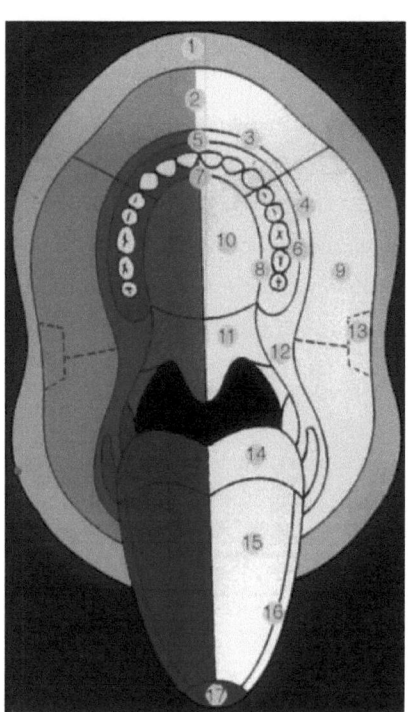

Figure 8 :

1. Lèvre supérieure, versant cutané

2. Face interne de la lèvre supérieure

3. Vestibule supérieur antérieur

4. Vestibule supérieur latéral gauche

5. Gencive vestibulaire supérieure antérieure   6. Gencive vestibulaire supérieure latérale   7. Palais antérieur   8. Sillon gingivo-palatin   9. Face interne de la joue   10. Palais dur   11. Voile   12. Commissure inter maxillaire   13. Zone rétro commissurale   14. Base de la langue   15. Dos de la langue   16. Bord de la langue   17. Pointe de la langue

Les parois profondes constituent en haut la région du palais, en bas le plancher avec la langue. Les figures 8 et 9 représentent les différentes zones de la cavité buccale et leur dénomination selon l'Organisation Mondiale de la Santé (OMS).

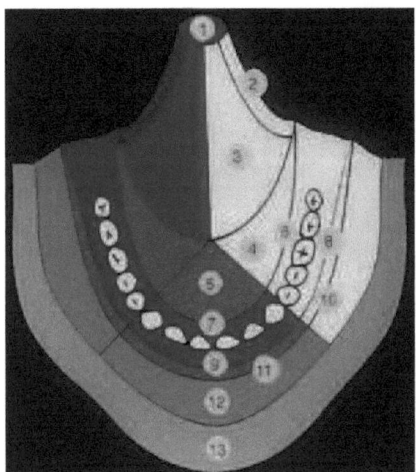

Figure 9 :

1. Pointe de la langue   2. Bord de la langue   3. Face ventrale de la langue   4. Plancher buccal latéral gauche   5. Plancher buccal antérieur   6. Crête alvéolaire mandibulaire postérieure latérale gauche   7. Crête alvéolaire mandibulaire postérieure, région antérieure   8. Crête alvéolaire mandibulaire antérieure latérale gauche   9. Crête alvéolaire mandibulaire antérieure   10. Vestibule inférieur latéral gauche   11. Vestibule inférieur antérieur   12. Face interne de la lèvre inférieure   13. Lèvre inférieure

Lèvres

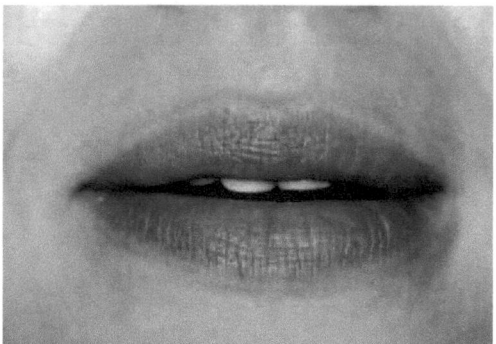
Figure 10 : Lèvres.

Les lèvres présentent trois zones (figure 10):

- un versant cutané pur (figure 8, zone 1) ;

- le vermillon ou lèvre rouge (zone de Klein) entre la zone de contact des deux lèvres et la peau (figure 9, zone 13) ;

- un versant muqueux pur qui se réfléchit sur la gencive en formant le vestibule buccal (figure 8, zone 2 ; figure 9, zone 12).

La structure des lèvres comporte de dehors en dedans: la peau, épaisse et riche en follicules pileux et glandes sébacées, le tissu cellulaire sous-cutané, absent dans la région médiane et commissurale, le squelette musculaire, une couche de glandes muqueuses salivaires labiales, et la muqueuse, très adhérente à la couche glandulaire.

La vascularisation et le réseau lymphatique sont très importants. La sensibilité est assurée par des branches du nerf trijumeau, nerf sous-orbitaire pour la lèvre supérieure, nerf mentonnier pour la lèvre inférieure, et la motricité est assurée par des branches du nerf facial.

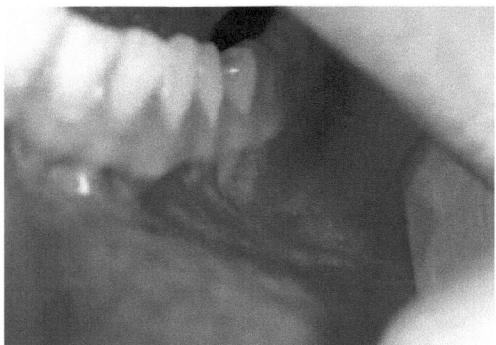

Figure 11 : Vestibule.

Vestibule buccal

Il s'agit de l'espace compris entre la muqueuse de la face interne des lèvres et des joues et celle des structures osseuses supportant les dents (figure 8, zones 3, 4; figure 9, zones 10, 11; figure 11). Sur la ligne médiane, le frein de la lèvre le partage en deux demi gouttières.

Gencive

C'est une muqueuse épaisse et résistante (figure 8, zones 5, 6), adhérente au périoste, de couleur rose soutenu (gencive attachée), se terminant autour des collets des dents en gencive marginale(libre) de couleur rose pâle.

La commissure intermaxillaire est une zone tendue verticalement entre les régions rétro molaires supérieure et inférieure de chaque côté (en arrière des dernières molaires supérieures et inférieures) (figure 8, zone 12).

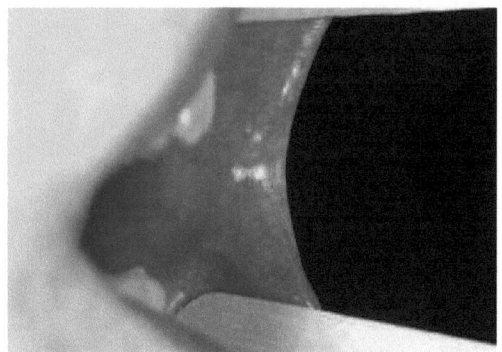

Figure 12 : Région rétro commissurale.

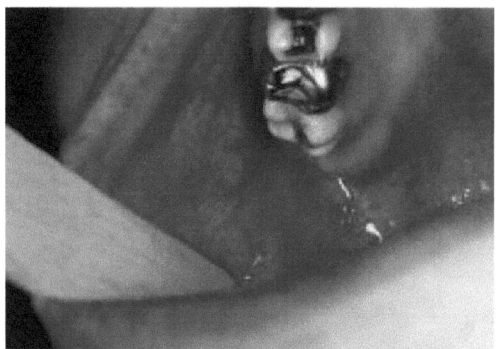

Figure 13 : Face interne de la joue (canal de Sténon).

La Joue

En arrière de la commissure labiale, une zone dite rétro commissurale est distinguée (figure 8, zone 13 ; figure 12).

La face interne de la joue muqueuse (figure 8, zone 9) présente, en regard de la deuxième molaire supérieure, l'orifice du canal de Sténon (glandes parotides) (figure 13).

Langue

La partie antérieure libre, ou pointe (figure 8, zone 17 ; figure 9, zone 1) est douée d'une grande mobilité.

La muqueuse du dos de la langue (figure 8, zone 15 ; figure 14) est hérissée de multiples papilles Les plus nombreuses sont les papilles filiformes, petites, dispersées, conférant à la langue son aspect râpeux. Les papilles fongiformes, plus volumineuses, plus rouges, mélangées aux précédentes, prédominent sur les bords. Les papilles caliciformes, les plus grosses, s'alignent pour former le V lingual à l'union du tiers postérieur et des deux tiers antérieurs, et sont visibles à l'oeil nu. Les papilles foliées, enfin, sont situées dans la région postérieure des bords latéraux de la langue.

La muqueuse de la face ventrale de la langue (figure 9, zone 3 ; figure 15) est lisse, sans papilles. Le frein de la langue unit, sur la ligne médiane, la face ventrale de la langue et le plancher.

Les bords sont arrondis et lisses et répondent aux faces linguales des dents (figure 8, zone 16 ; figure 9, zone 2).

La base linguale (figure 8, zone 14) correspond à l'implantation de l'organe et à la réunion des muscles qui entrent dans sa formation. Nous les décrivons brièvement.

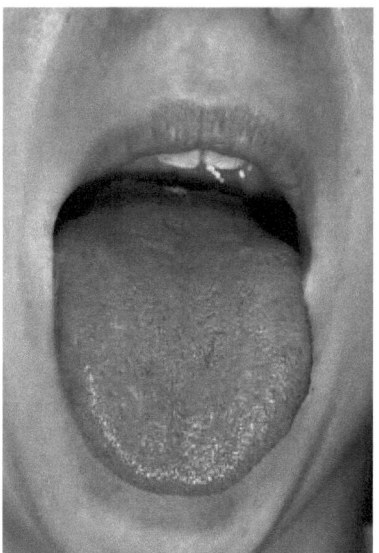

Figure 14 : Face dorsale de la langue.

L'innervation motrice est assurée par le nerf grand hypoglosse. L'innervation sensitive dépend de trois nerfs: le trijumeau pour la partie située en avant du V lingual (nerf lingual), le glosso-pharyngien pour la partie postérieure et le pneumogastrique pour une petite zone postérieure médiane (nerf laryngé supérieur).

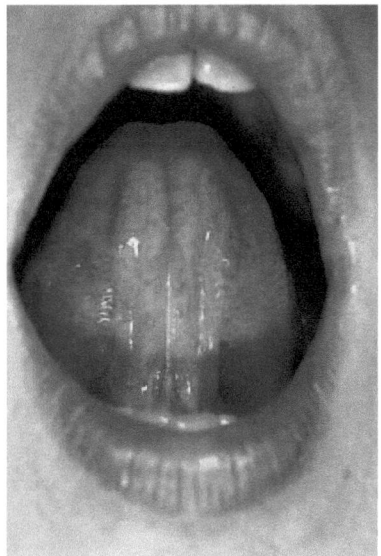
Figure 15 : Face ventrale de la langue

Plancher buccal

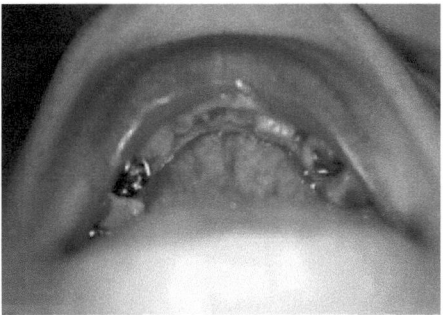
Figure 16 : Plancher buccal antérieur.

La muqueuse du plancher buccal (figure 9, zones 4, 5; figure 16) recouvre les glandes sublinguales. Le plancher antérieur est une petite surface située en avant de l'attache linguale (frein de la langue) se poursuivant avec la muqueuse gingivale. Elle présente deux saillies diagonales (caroncules sublinguales) confluant en avant en forme de V sur la ligne médiane. En avant ,et très près de la ligne médiane, s'abouchent, au sommet des caroncules salivaires, les canaux de Wharton drainant les glandes sous-maxillaires.

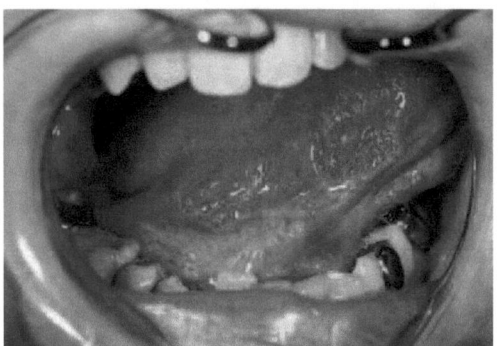

Figure 17 : Plancher buccal postérieur (caroncule salivaire).

Le plancher postérieur correspond topographiquement à la base de la langue (figure 17).

Palais

La ligne médiane présente un léger relief saillant antéropostérieur: le raphé médian (figure 18). En arrière des incisives, il présente une petite éminence: le tubercule palatin (figure 19).

La muqueuse, dans cette région, est étroitement fixée par un tissu conjonctif dense aux structures osseuses du palais (figure 8, zones 7, 10). C'est une fibromuqueuse. De multiples glandes salivaires s'y abouchent par de petits pores.

Le palais mou, situé en arrière du précédent, est revêtu d'une muqueuse mobile.

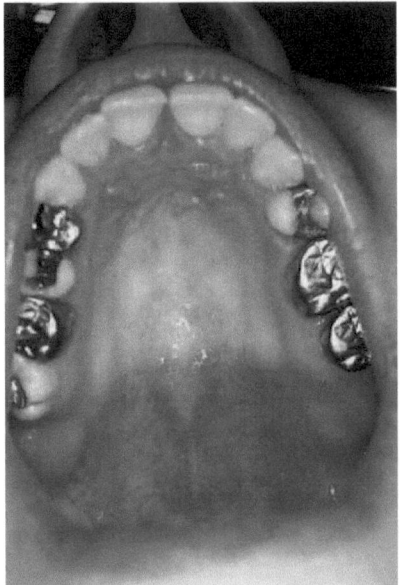

Figure 18 : Palais

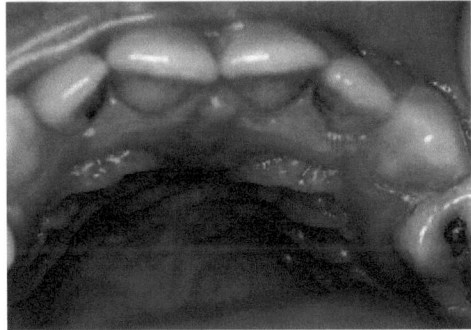

Figure 19 : tubercule palatin.

Voile

C'est une cloison musculo-membraneuse, mobile (figure 8, zone 11 ; figure 20). Son bord libre présente, sur la ligne médiane, un prolongement: la luette. À sa partie postérieure, il présente deux piliers, l'un antérieur, l'autre postérieur, limitant une dépression, la fosse amygdalienne, où est logée l'amygdale palatine (figure 21).

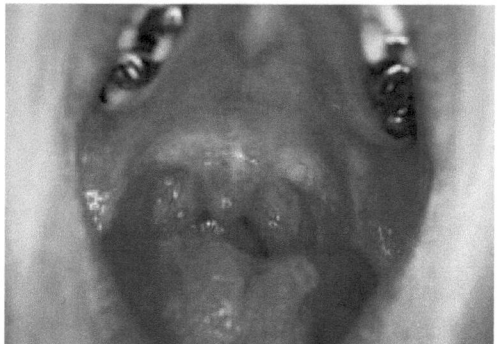

Figure 20 : Voile du palais.

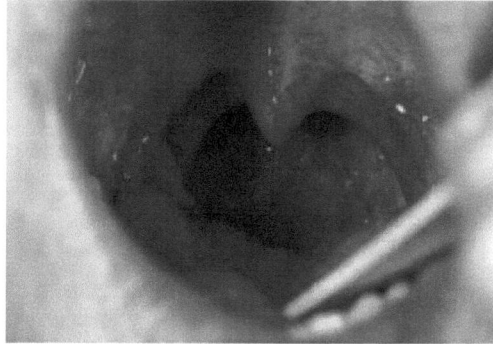

Figure 21 : oropharynx.

Arcades dentaires

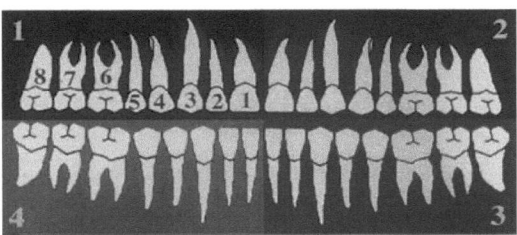

Figure 22   Schéma des arcades dentaires chez l'adulte.

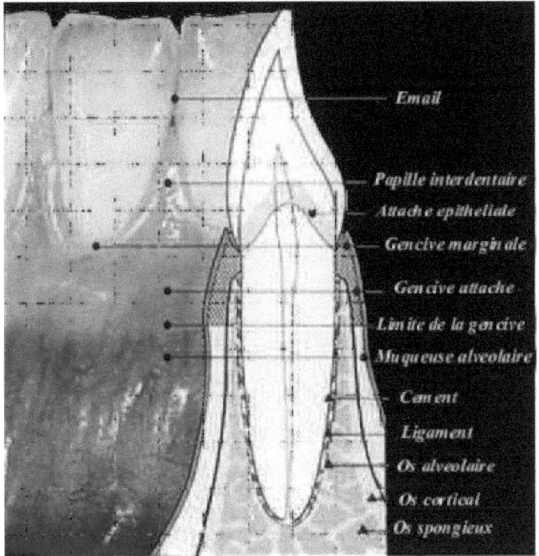

Figure 23 Schéma de la dent.

Rempart rigide de la cavité buccale, les arcades dentaires séparent les vestibules de la partie centrale contenant la langue. Elles sont constituées des dents et de leurs éléments de soutien ou parodonte (l'os alvéolaire, le ligament alvéolodentaire ou desmodonte et la gencive).

L'éruption des dents sur les arcades s'accompagne de la constitution d'os alvéolaire qui engaine les racines, séparé de la surface dentaire par le ligament alvéolodentaire. Celui-ci est constitué de faisceaux fibroélastiques permettant l'attache de la dent et autorisant une certaine mobilité physiologique.

La denture permanente ou définitive est composée de 32 dents, soit 16 par arcade dentaire (supérieure ou inférieure). Chaque demi arcade ou quadrant comporte huit dents, dénommées à partir de l'axe médian: incisive centrale, incisive latérale, canine, première puis deuxième prémolaires, première, deuxième puis troisième molaires ou "dent de sagesse".

La denture lactéale, variable en fonction de l'âge, ne comporte pas de prémolaires ni de troisième molaire. On y dénombre donc cinq dents par arcade.

Les deux dentures, lactéale et permanente, peuvent coexister sur les arcades (denture mixte).

Le plus souvent, les dents sont désignées par un numéro attribué quadrant par quadrant (dans le sens des aiguilles d'une montre) et dent par dent (en partant de la ligne médiane ou sagittale) (figure 22).

C'est la gencive, épithélium muqueux épais et résistant, adhérent au périoste, qui sépare la dent en deux parties: la couronne, qui est la partie visible au-dessus de la gencive, et la racine qui est recouverte par la gencive et l'os alvéolaire. Le collet est la zone de jonction entre racine et couronne. C'est à cet endroit que se situe l'attache parodontale, constituée d'un épithélium et de fibres conjonctives adhérant à l'émail de la dent, permettant à la gencive de s'attacher (figure 23).

Chaque couronne dentaire présente verticalement une face vestibulaire en rapport avec le vestibule buccal, une face linguale en rapport avec la langue, une face mésiale, la plus proche du plan sagittal médian, et une face distale, la plus éloignée de ce plan. Selon la dent concernée, l'entrée en contact avec les dents antagonistes (de l'arcade opposée) se fait par un bord ou une face occlusale.

Composition histologique de la muqueuse buccale

La muqueuse buccale comme tout muqueuse se compose de deux éléments constants, un épithélium limitant la cavité buccale et un chorion sur lequel repose l'épithélium, qui est séparé par une jonction épithélium-chorion [26].

Épithélium

La muqueuse buccale est recouverte sur toute sa surface par un épithélium pavimenteux stratifié, cet épithélium est stratifié car il est constitué de plusieurs assises de cellules dont les plus superficielles ne sont pas en contact avec la matrice extracellulaire sous jacente, et est dit pavimenteuse en raison de l'aspect aplati des cellules les plus superficielles les cellules des couches basales et moyennes sont, en fait, pyramidales et polygonales. Au fur et à mesure que les cellules progressent de la couche basale à la couche superficielle, elles s'aplatissent et leurs noyaux d'abord arrondis deviennent elliptiques.

L'épithélium n'est pas kératinisé sur la plus grande partie de sa surface tandis que sur la gencive et au niveau du palais osseux, il comporte une couche cornée très mince, qui traduit une adaptation de l'épithélium aux forces de la mastication.

L'épithélium compte 40 à 50 couches de cellules [3], leur nombre varie selon que se produit en surface une kératinisation ou non [27]. Dans les zones kératinisées se superposent les couches suivantes :

1. le stratum germinatum (couche basale ou germinative), qui repose sur la membrane basale, est formé de cellules cubiques ou cylindriques, qui ont un gros noyau chromophile. Les cellules basales sont fixées à la membrane basale par des hémodesmosomes et aux cellules adjacentes par des desmosomes. Elles contiennent d'abondants filaments intermédiaires de cytokératine (tonofibrilles).

2. Le stratum spinosum (ou couche squameuse) est composé de cellules polygonales ou arrondies accrochées les unes aux autres par des ponts linéaires correspondant au desmosomes. Leur cytokératine est de poids moléculaire plus important. Elles contiennent des corps lamellaires qui sont des granules entourés d'une membrane et contenant des phospholipides, qui sont excrétés dans l'espace extracellulaire par exocytose et forment une nappe lamellaire intercellulaire dans la partie la plus haute de l'épithélium. C'est le facteur principal empêchant l'évaporation cutanée.

3. Le stratum granulosum (ou couche granuleuse) est formé de cellules aplaties renfermant dans leur cytoplasme de fines granulations de kératohyaline colorée en violet par l'hématoxyline. et contiennent quelques-unes de ces protéines, une protéine importante (Ivolucrine) se lie à la membrane plasmique et l'épaissit. Cette couche contient ce qui est appelé les corps de Odland, qui sont des organites de petite taille (100 à 200 nm de diamètre), ronds ou ovales, striés à l'intérieur et entourés d'une membrane tri laminaire. Ils contiennent des phosphatases acides, mais aussi des phospholipides formés dans le Golgi [28], d'autres études [29] ont montré l'existence des glycoprotéines et des enzymes hydrolytiques. Ils s'éclatent dans l'espace intercellulaire où ils forment des masses lamellaires avant de se disperser, représentant ainsi une barrière physiologique à la pénétration de l'eau dans la couche profonde de l'épithélium. Il a été montré qu'il y a une relation négative entre ces corps d'Odland et la perméabilité.

4. Le stratum corneum (ou couche kératinisée) est constitué de fines squames acidophiles de kératine (figure 24,25) [30]. La fin de la kératinisation est marquée par la mort de la cellule et sa transformation en un matériel protéique amorphe qui reste attaché aux cellules sous-

jacentes par les jonctions d'ancrage préexistantes. Les cellules les plus superficielles sont progressivement éliminées et remplacées par les cellules situées au-dessous.

La couche superficielle de kératine est mécaniquement résistante mais flexible ; elle est relativement inerte et agit comme une barrière physique, particulièrement efficace contre la pénétration des micro-organismes. Les phospholipides intercellulaires rendent l'épithélium moins imperméable à l'eau.

Dans les zones non kératinisées, la couche granuleuse est absente, les cellules conservent jusqu'en surface un noyau rond.

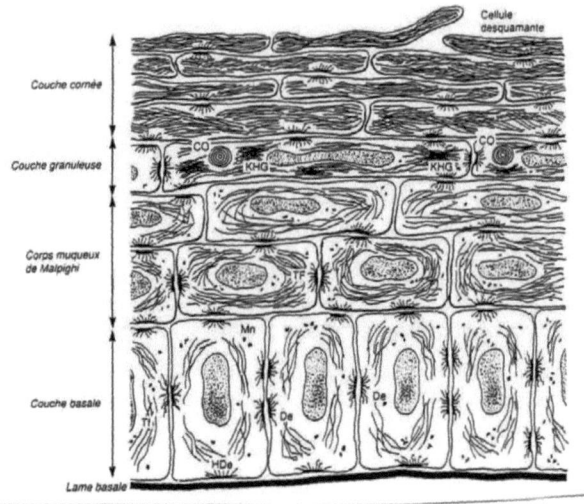

Figure 24 : Kératinisations

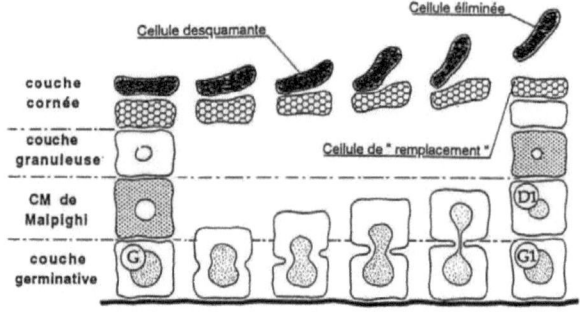

Figure 25 : Différentes étapes de la kératinisation

La jonction épithélium-chorion

La microscopie électronique a révélé les détails complexes de cette couche basale (basal lamina), on y distingue les couches suivantes :

- La lamina densa a 50 nm d'épaisseur, elle est parallèle à la membrane basale épithéliale, mais séparée d'elle par la lamina lucida, et elle contient du collagène.

- La lamina lucida a 45 nm d'épaisseur, c'est une zone claire avec de légères condensations, elle renferme des glycoprotéines, notamment la laminine. Tous les échanges entre le tissu conjonctif et l'épithélium se font par l'intermédiaire de cette membrane basale, celle-ci sert d'attache aux kératinocytes et contrôle leur différenciation et leur renouvellement. Elle intervient également comme un filtre sélectif, et peut se modifier dans diverses circonstances pathologiques (diabète, pemphigoïde bulleuse), sa rupture est un facteur important dans l'invasion des cancers [26].

Malgré le fait que la lamine basale de l'épithélium buccal peut limiter le passage de certaines particules (les complexes immunologiques), il est évident que le stratum corneum présente le seul véritable obstacle à la diffusion des molécules à travers la muqueuse buccale [19, 31].

- Chorion ou lamina propria : la nature et la disposition du tissu conjonctif varient suivant la région. Sa couche la plus superficielle, ou couche papillaire, est très riche en capillaires et en terminaisons sensibles, le tissu sous-jacent est fibrillaire, et les faisceaux de fibre, collagène limitent la possibilité de glissement de la muqueuse. Les glandes salivaires microscopiques sont très nombreuses sur la plus grande partie de la muqueuse, on trouve aussi des cellules (fibroblastes, mastocytes et des cellules immunocompétentes diverses).

Le chorion peut reposer lui-même sur une tunique conjonctive appelée sous-muqueuse qui rattache la muqueuse aux plans profonds lorsque ceux-ci sont distants de la surface épithéliale, elle contient les gros vaisseaux irrigant à la muqueuse ainsi que les nerfs (figure 26).

La muqueuse buccale est adaptée aux fonctions de la bouche, elle peut être classée en 3 zones fonctionnelles [28, 32] :

1. la muqueuse masticatoire (figure 26) qui tapisse les gencives et le palais dur ; elle est kératinisée, solidement amarrée aux structures osseuses sous jacentes (palais et os alvéolaire) et dispose de crêtes épithéliales longues s'invaginant profondément dans le tissu conjonctif.

2. la muqueuse spécialisée (figure 27, 28) qui est kératinisée comme la muqueuse masticatoire ; elle est pourvue de papilles qui interviennent dans la fonction gustative (les papilles fongiformes, les papilles filiformes, les papilles caliciformes), et riche en bourgeons du goût. Ces derniers sont des placards ovoïdes de structure neuroépithéliale, invaginés dans l'épithélium, et sont ,du coté du chorion ,connectés avec les terminaisons nerveuses.

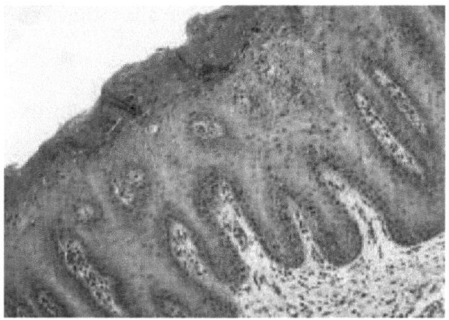

Figure 26 : Histologie de la muqueuse masticatoire

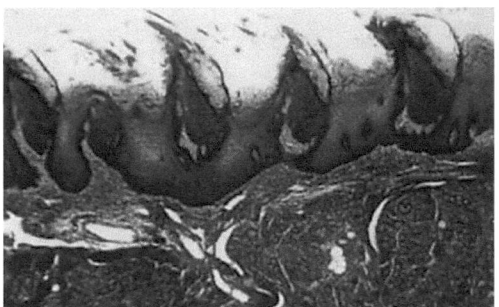
Figure 27: Histologie de la muqueuse du dos de la langue

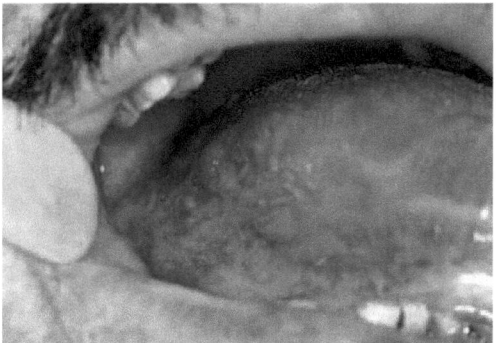
Figure 28 : Papilles foliées ou amygdales linguales

3. <u>La muqueuse bordante</u> (figure 29): revêtant versant muqueux des lèvres, joues, plancher et face ventrale de la langue, palais mou, est flexible. Elle se laisse distendre par les aliments. Non kératinisée en surface elle ne présente que des crêtes épithéliales basales peu accusées. Son chorion très vascularisé ,est connecté aux muscles sous-jacents par une sous-muqueuse de texture lâche.

La surface muqueuse est différente de la peau, parce qu'elle est humide, mais aussi, car elle ne dispose pas de follicules pileux, ni de glandes sébacées offrant d'autres voies de passage. Des vastes régions dans la muqueuse buccale ne sont pas kératinisées, il apparaît que les zones dépourvues de couche cornée offrent néanmoins plus de résistance aux passages des substances que la peau privée de sa couche cornée.

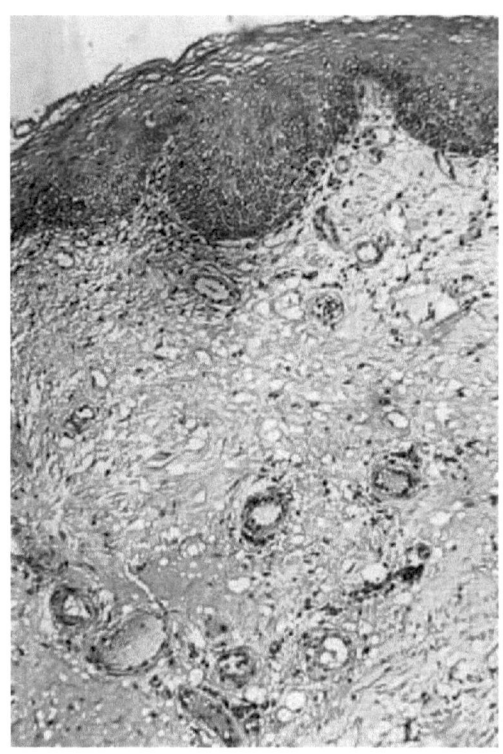

Figure 29 : Histologie de la muqueuse bordante

Fonctions de la muqueuse buccale

La muqueuse buccale est unique, et possède des qualités spéciales :

- elle est sensible aux hormones circulantes, comme la modification de la muqueuse buccale pendant le cycle. D'autres hormones, comme l'hormone parathyroïdienne, influence le bon état de la muqueuse buccale, et un des premiers signes du développement d'une hyperparathyroïdie peut être l'apparition d'une candidose chronique.

- La muqueuse buccale est en permanence humide, et ainsi même les zones kératinisées sont hydratées au maximum et montreront une perméabilité accrue à l'eau en comparaison de la peau [33].

Avec toutes ces qualités la muqueuse buccale joue de multiples rôles :

➢ Protection des tissus profonds contre la compression et les abrasions provoquées par les forces mécaniques de la mastication

➢ barrière contre l'invasion des nombreux micro-organismes, et corps étrangers.

➢ Fonction sensorielle assurée par de nombreux récepteurs à la température, au toucher, et à la douleur.

➢ Fonction gustative par les bourgeons du goût situés dans la muqueuse linguale dorsale [34].

La muqueuse buccale est protégée par un système immunitaire local [35] (organes lymphoïdes, lymphocytes et plasmocytes), qui transforme par la production des anticorps, le matériel étranger en complexes immunes. Elle est aussi protégée par la salive qui humidifie en permanence la bouche et y déverse son immunoglobuline A (IgA) sécrétoire et ses facteurs bactéricides (Lysozyme, lactoferrine).

La salive

La présence de la salive est importante pour l'absorption buccale des médicaments pour deux raisons principales ;

> ➤ L'administration des médicaments à travers une membrane hydratée (muqueuse) se passe de façon plus efficace qu'à travers une membrane non muqueuse.

> ➤ Les médicaments sont généralement administrés sous forme solide, ces médicaments doivent être dissous pour être absorbés, la salive sert à leur dissolution.

La salive est produite par les glandes salivaires dites principales: glandes parotides, sous-maxillaires et sublinguales, et celles dites accessoires, correspondant aux glandes salivaires muqueuses disséminées dans l'ensemble de la cavité buccale (glandes labiojugales, palatines, vélaires et linguales).

Les glandes parotides, paires et symétriques, sont les plus volumineuses des glandes salivaires. Elles sont situées dans la loge parotidienne. Elles sont traversées dans toute la longueur par le nerf facial et peuvent présenter divers prolongements. La salive est excrétée par le canal de Sténon, qui débouche dans le vestibule en regard de la deuxième molaire supérieure (figure 30).

Les glandes sous-maxillaires, paires et symétriques, occupent la loge sous-maxillaire. Son prolongement antérieur, le plus important, correspond à la muqueuse du plancher buccal. Son canal excréteur, le canal de Wharton, se termine au niveau de la caroncule salivaire située à la base du frein lingual. Il est sous croisé de l'extérieur vers l'intérieur par le nerf lingual.

La glande sublinguale est située à la partie sus-mylohyoïdienne du plancher buccal (région sublinguale). Par son extrémité postérieure, elle est en rapport avec le prolongement antérieur de la glande sous-maxillaire. Les canaux de la glande sont souvent nombreux et s'ouvrent directement à la surface après un court trajet.

Les trois paires de glandes principales sont constituées d'un système ramifié de canaux excréteurs aux extrémités desquels sont appendus des culs-de-sac sécréteurs ou acini. La salive primaire est sécrétée au niveau de ces acini, puis elle est secondairement modifiée dans les canaux excréteurs [36].

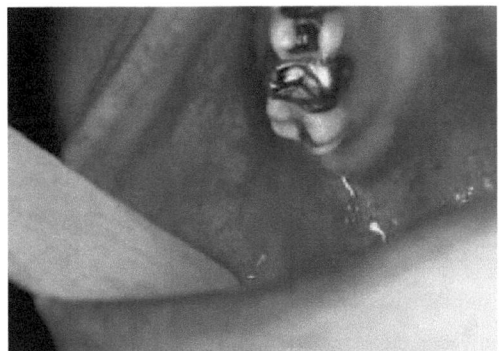

Figure 30 : Face interne de la joue (canal de Sténon).

La salive définitive mixte (c'est-à-dire le mélange issu de toutes les glandes salivaires) est composée à 99 % d'eau. Elle contient également des sels minéraux, des mucines (lipoprotéines ayant un rôle de lubrification), de la ptyaline (ou amylase salivaire) et une faible quantité de glycoprotéines. En particulier, la concentration des protéines de haut poids moléculaire retrouvée dans le sang (albumine, lipoprotéines, alpha 1-glycoprotiéne acide) est très faible.

Le débit salivaire total est d'environ 1 à 1,5 litres par 24 heures, dont les deux tiers proviennent de la parotide, l'excrétion de la salive dans la cavité buccale est continue, mais subit des variations importantes : très réduite en période inter digestive, elle s'accroît de 4 à 8 fois lors de l'alimentation et ne retourne à son niveau basal que plusieurs heures après la fin de celle-ci. La nuit, elle est très ralentie.

L'osmolarité salivaire, toujours inférieure à celle du plasma, s'élève avec l'accroissement du débit salivaire, ce qui s'accompagne généralement d'une augmentation du pH, qui, acide au repos (6,8), tend alors à rejoindre le pH plasmatique (7,4).

La sécrétion salivaire est essentiellement sous contrôle nerveux. La seule influence hormonale notable serait celle de l'hormone antidiurétique (ADH) qui provoque une sécheresse de la bouche et déclenche le mécanisme de la soif. Les centres nerveux sont bulbaires : noyaux salivaires supérieurs et inférieurs. Les trois principales paires de glandes sont innervées par des fibres sympathiques (ganglion cervical supérieur) et parasympathiques (provenant des nerfs faciaux et glosso-pharyngiens). La mise en jeu est réflexe, essentiellement déclenchée par des stimulations buccales mécaniques (mastication) ou chimiques (acidité...), ainsi que par des stimulations œsophagiennes, gastriques ou intestinales (ce qui explique l'hyper salivation postprandiale).

La stimulation parasympathique provoque une sécrétion abondante et aqueuse. La stimulation sympathique au contraire, provoque la sécrétion d'une salive peu abondante et visqueuse. La salivation physiologique est la résultante des effets de ces deux types de stimuli.

Il existe des modificateurs chimiques de la sécrétion salivaire. Certains sont sialagogues, c'est-à-dire stimulent cette sécrétion : ce sont par exemple les agonistes parasympathiques cholinergiques à action surtout muscarinique (acétylcholine, muscarine, pilocarpine, ésérine), mais également la nicotine qui est agoniste puis antagoniste, en fonction du temps et de la concentration. Les agonistes sympathiques (adrénaline, noradrénaline, mais également éphédrine et substances amphicytoniques...) provoquent la sécrétion d'une salive peu abondante et visqueuse. D'autres paralysent la sécrétion salivaire, comme les antagonistes muscariniques (atropine, scopolamine, antispasmodiques atropiniques, antisécrétoires, broncho-dilatateurs, certains antiparkinsoniens, antidépresseurs, etc.).

Dosage des principes actifs dans la salive

La salive est un milieu utilisable pour le suivi thérapeutique, et le dépistage de certains médicaments, de nombreuses études ont été publiées à ce propos [37, 38, 39].

Même si la salive n'est pas un simple ultrafiltrat plasmatique, la relation entre la concentration en médicaments et toxiques dans la salive et le plasma peut se déduire de leurs propriétés physico-chimiques : pKa, liposolubilité, de leur liaison aux protéines plasmatiques, ainsi que des facteurs physiologiques tels que le pH, flux salivaire et les physiopathologies de la cavité buccales [40].

Deux facteurs physiques sont très importants lors du passage à travers une membrane : le poids moléculaire et le coefficient de partage de la substance auxquels le coefficient de perméabilité peut être relié.

Les molécules de petite taille passent à travers les pores de la membrane, mais à partir de 100 Dalton elles doivent traverser la double couche lipidique [41]. Plus la substance est lipophile et plus le passage dans la salive est rapide, à savoir qu'il existe des transporteurs actifs pour certaines substances comme le lithium.

D'après la théorie de partition, si le pKa d'une drogue basique est supérieur à 6 et celui d'une drogue acide inférieur à 8, des différences considérables vont apparaître entre les concentrations salivaires et plasmatiques (S supérieurs à P) à cause de la prédominance des formes dissociées.

Le taux S/P peut être approché par les équations (a, b) basées sur celles d'Henderson-Hasselbach [42] :

$$\frac{S}{P} = \frac{1+10^{(pHs-pKa)}}{1+10^{(pHp-pKa)}} * \frac{F_p}{F_s} \qquad \text{pour les acides faibles (a)}$$

$$\frac{S}{P} = \frac{1+10^{(pKa-pHs)}}{1+10^{(pKa-pHp)}} * \frac{F_p}{F_s} \qquad \text{pour les bases faibles (b)}$$

P étant la concentration plasmatique, S la concentration salivaire, pH_s le pH salivaire, et pH_p le pH plasmatique, F_p la fraction libre de substance dans le plasma, F_s la fraction libre de substance dans la salive.

Le degré de liaison aux protéines est un facteur important permettant de connaître la disponibilité de la molécule pour la diffusion. La concentration salivaire représente usuellement la fraction libre des molécules dans le plasma, puisque seule cette fraction est susceptible de traverser la membrane. La plupart du temps le pourcentage de liaison d'une drogue aux protéines salivaires est inconnu, mais il a été montré que cette liaison est très faible par rapport à la liaison aux protéines plasmatiques, F_s peut donc être considéré égal à 1 pour le calcul des taux S/P théoriques [43].

Quand la dose administrée est faible, la fraction libre et le taux S/P sont constants et indépendants des constantes de dissociations, d'absorption et d'élimination, mais si l'on augmente la dose, F_p varie et le taux S/P va dépendre de ces constantes. Des taux S/P théoriques ont pu être calculés à partir des équations A et B en supposant que le pH salivaire égal à 6,8 [44], mais du fait de la grande variation du flux salivaire et du pH, les taux sont souvent très différents de ceux qui sont rencontrés lors des expérimentations.

Vascularisation et innervation de la cavité buccale

La vascularisation artérielle de la cavité buccale est assurée par trois artères du système carotidien externe: l'artère faciale, l'artère linguale et l'artère maxillaire interne. Le drainage veineux est assuré par le système jugulaire interne et externe. La cavité buccale est drainée par de multiples vaisseaux lymphatiques vers les chaînes ganglionnaires cervicales: ganglions sous-maxillaires, ganglions sous le menton, ganglions de Küttner, chaîne jugulo-carotidienne, ganglions cervicaux inférieurs et chaîne spinale.

Alors que le retour veineux se fait par des veines qui accompagnent les artères de la muqueuse buccale. Les trois groupes principaux sont les veines de la langue, les veines faciales (antérieures et postérieures), et les veines maxillaires [45].

La muqueuse buccale est également drainée par un système lymphatique qui joue un rôle défensif, et dont le rôle dans l'absorption des médicaments n'est toujours pas clair.

L'innervation motrice de la cavité buccale est assurée par le nerf facial, le nerf trijumeau, le glosso-pharyngien et le grand hypoglosse. L'innervation sensitive dépend des branches terminales du nerf trijumeau (figure 31, 32,33).

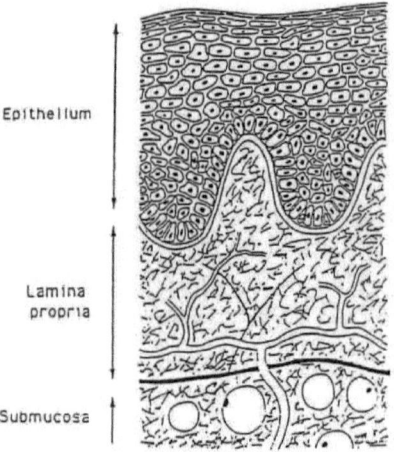

Figure 31 : Présentations de la structure de la muqueuse buccale [23]

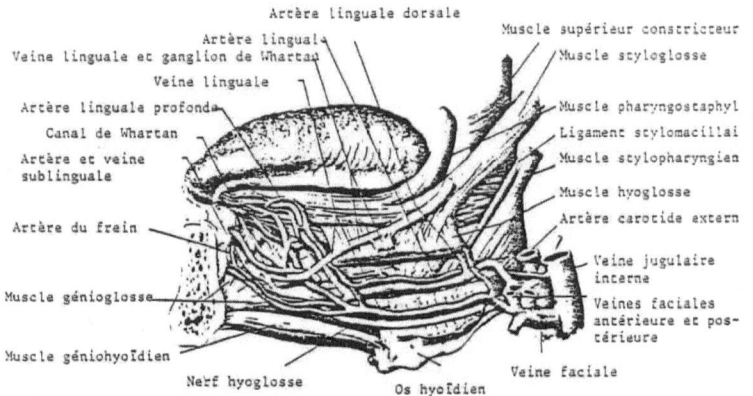

Figure 32 : Vascularisations de la région buccale [46].

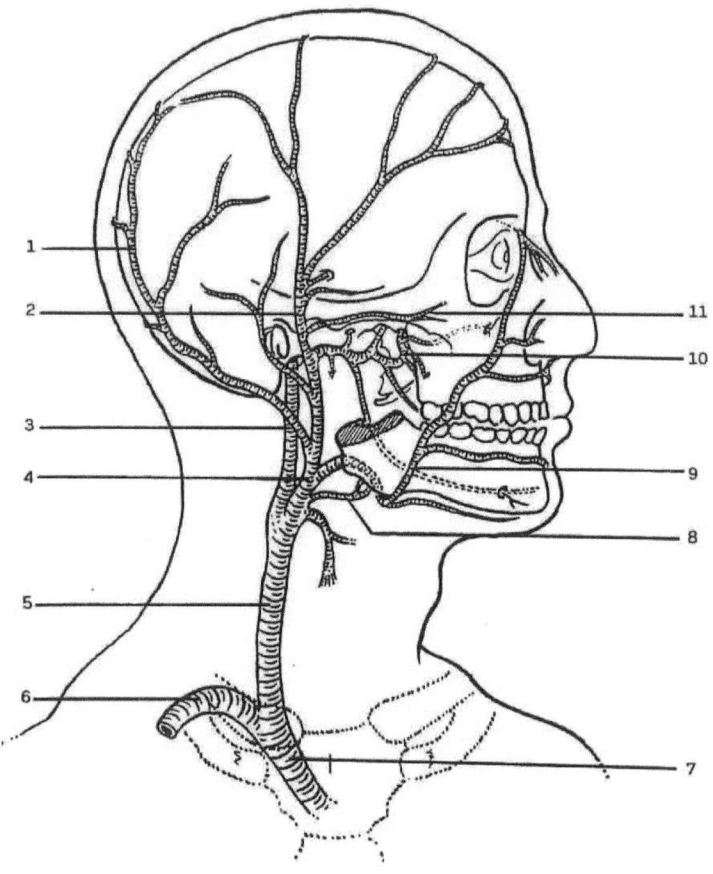

BRANCHES DE L'ARTERE CAROTIDE EXTERNE

1 : artère occipitale ; 2 : artère temporale superficielle ; 3 : artère carotide interne ; 4 : artère carotide externe ;
5 : artère carotide commune ; 6 : artère sub-clavière droite ; 7 : tronc artériel brachio-céphalique ;
8 : artère linguale ; 9 : artère faciale ; 10 : artère maxillaire ; 11 : artère transverse de la face

Figure 33 : branches de l'artère carotide externe [45].

La candidose

Introduction

Les champignons sont des organismes uni ou pluricellulaires dépourvus de pigment assimilateur, de dimension toujours supérieure à 1 µm. Le corps d'un champignon ou thalle est formé soit de cellules isolées (levures) soit de filaments mycéliens ou hyphes.

Il existe près de 50000 espèces de champignons, réparties en 5100 genres, rangées en cinq ou six classes. Seule une centaines d'espèces sont pathogènes pour l'homme, une moitié est responsable de maladies superficielles de la peau et des phanères, un quart provoque des mycoses sous cutanées, et un quart des mycoses profondes, viscérales ou systémiques [47].

Ces champignons ne vivent pas normalement en parasites, mais en saprophytes soit dans l'organisme de l'hôte humain lui-même (champignons endogènes, par exemple : *Candida albicans*) qui à l'état normal vit en saprophyte exclusivement dans le tube digestif de l'homme et de certains animaux, dans le milieu extérieur, chez certains animaux, sur les végétaux, ou dans le sol (champignons exogènes).

Les champignons exogènes sont pour la plupart peu ou non pathogènes pour l'homme dont les mécanismes de défense sont intacts. En revanche chez un sujet immunodéprimé, un champignon exogène peut être à l'origine d'une mycose disséminée d'évolution grave. En ce qui concerne les champignons endogènes, le passage de l'état saprophyte à l'état parasitaire est déterminé par l'apparition de conditions favorables du milieu qui peuvent être soit d'ordre local soit d'ordre général : *Candida albicans*, saprophyte habituel de la cavité buccale et du tube digestif ne prolifère et ne devient pathogène que dans des conditions particulières locales (par exemple, macération des plis cutanés du sujet obèse) ou générale (par exemple candidose buccale puis œsophagienne du sujet immunodéprimé infecté par le VIH). C'est la notion fondamentale de « l'opportunisme » des champignons.

Classification des mycoses

Vanbreuseghem et al [48] ont proposé la classification suivante pour les mycoses:

Mycoses superficielles

Le champignon reste cantonné dans la couche cornée superficielle de la muqueuse et de la peau (candidose), ou de la peau et éventuellement de la demi muqueuse des lèvres (dermatophyties). Il ne pénètre plus profondément que dans des conditions exceptionnelles. Les maladies concernées sont :

- candidose
- géotrichose
- dermatophyties
- pityriasis versicolor et Hoddy posty
- candidose à Candida glabrata
- piedras
- tinea nigra palmaris.

Mycoses cutanéo muqueuses profondes

Le champignon pénètre profondément la muqueuse ou la peau, déterminant la formation d'ulcérations, de granulomes, d'abcès, de nodules ou de végétations. Ces mycoses sont :

- blastomycose nord et sud-américaine
- blastomycose nord-américaine
- blastomycose chéloïdienne
- sporotrichose
- cryptococcose

- rhinosporidiose
- chromoblastomycose
- céphalosporiose
- dermatophyties sous-cutanées et profondes
- autres mycoses cutanéo muqueuses profondes.

Mycoses des sinus de la face

Elles se traduisent par une atteinte primaire de la muqueuse des sinus, provoquant des effets très graves (cancer de sinus, ou infection évolutive avec envahissement de l'orbite et de l'endocraïne), elle se répartissent en :

- aspergillose
- mycose à mucor
- autre mycose des sinus.

Mycoses des tissus profonds

Il s'agit de mycoses ou de pseudo mycoses dont l'agent pathogène qui peut être un champignon vrai, ou une bactérie filamenteuse, provoque des altérations des tissus profonds, la peau et la muqueuse ne sont pas lésées, mais peuvent être atteintes de façon secondaire.

- actinomycose
- nocardiose
- mycétomes actinomycosiques et mycétomes fongique
- basidiobolomycose
- entomophtorose.

La candidose

Les candidoses buccales sont des mycoses superficielles provoquées par des levures de genre *Candidaalbicans* qui est une levure cosmopolite, commensale des muqueuses oro-pharyngées, gastro-intestinales (flore normale du tube digestif) et génito-urinaires (flore normale de l'appareil génito-urinaire), et peut occasionnellement coloniser la peau.

L'agent pathogène est presque toujours le *Candida albicans* (appelé précédemment monilia albicans, ou *oidium albicans* [49, 50, 92] (fig. 34), rarement *C. krusei, C. parakrusei, C. guiellermondii, C. pseudotropicalis, C. parapsilosis, C. (Torulopsis) glabrata.*

- À l'état saprophyte, on le retrouve sous forme de levure, cellule arrondie ou ovulaire, de 2 à 4 µm, à parois minces, dont la reproduction végétative, asexuée se fait par bourgeonnement.

- À l'état parasitaire, il forme des filaments à extrémités arrondies, de 3 à 5 µm de diamètre, de longueur variable, car les bourgeons ne se séparent pas de la cellule mère et prennent une forme cylindrique, réalisant un pseudo mycélium (figure 35).

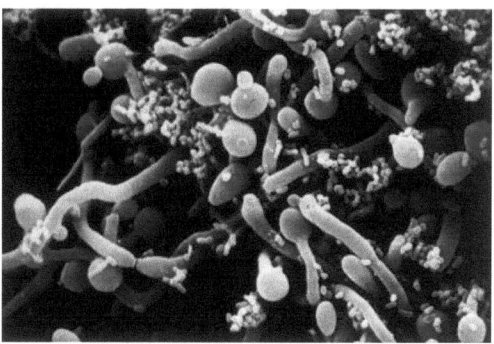

Figure 34 : Candida albicans et flore bactérienne de la cavité buccale (microscopie électronique à balayage X 2000) [51].

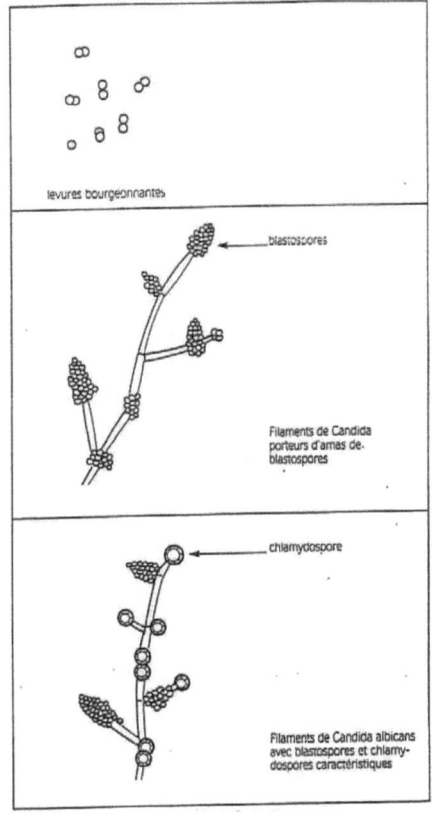

Figure 35 : La formation des pseudo mycéliums

Le genre *Candida* comporte 81 espèces dont une dizaine possèdent la capacité de s'adapter à une température de 37°, et peuvent donc êtres occasionnellement pathogènes pour l'homme (*Candida albicans, Candida tropicalis, Candida pseudotropicalis, Candida guilliermondii, Candida krusei, Candida parakrusei, Candida zeylanoïdes…..*).

Candida albicans vit habituellement, à l'état saprophyte dans le tube digestif de l'homme et de certains animaux [50, 51], la quantité de levure reste faible, car il existe un équilibre ecobiologique avec la flore bactérienne saprophyte.

À la différence des autres levures du genre *Candida* qui se trouvent sur la peau, dans le tube digestif, et dans la nature, *Candida albicans* n'est jamais présent de façon prolongée sur la peau saine excepté dans la région péri anale.

Candidose : causes favorisantes

L'infection candidosique est liée à une altération sévère de l'état général «, « on ne meurt pas du muguet, mais on meurt avec le muguet ». Cette notion est restrictive car il existe d'autres facteurs, qui peuvent favoriser le pouvoir pathogène des levures saprophytes. (Tableau 6).

Tableau 6 : Facteurs favorisants des candidoses buccales. [50]

Age	- Nouveau-né
	- Vieillard
Diabète	
Facteurs génétiques	- Récepteurs cellulaires
Sécheresse buccale	- Somnifères
	- Tranquillisants
	- Neuroleptiques
	- Atropiniques
	- Syndrome sec (Gougerot-Sjögren)
	- Radiothérapie régionale [87]
Antibiothérapie	
Corticothérapie	
Médicaments anticancéreux	
Mauvaise hygiène buccale	
Prothèses dentaires	
Tabagisme	
Déficit immunitaire	- Immunité cellulaire
	- Polynucléaires
	- SIDA
Héroïnomanie	

Causes locales

1. La consommation fréquente de sucreries, ce qui peut modifier l'adhérence de *Candida albicans* aux cellules épithéliales, créant ainsi les conditions propices pour leur passage du saprophytisme au parasitisme.

2. La sécheresse buccale au cours de certaines modifications physiologiques (l'âge, troubles hormonaux), et pathologiques (le syndrome de Gougerot-Sjögren ou le syndrome sec). Une sécheresse de la bouche peut être également provoquée par certains médicaments (somnifères, tranquillisants, neuroleptiques, atropiniques), et par radiothérapie de la région buccale.

Cette sécheresse est accompagnée par une baisse du pH salivaire, favorisant ainsi le développement de la flore buccale saprophyte et plus particulièrement du *Candida albicans*.

3. Le défaut d'hygiène buccale, chez les cancéreux au stade terminal [52, 53]

4. La macération du pli commissural avec invagination des commissures des lèvres chez l'édenté, ou en cas d'affaissement de l'articulé dentaire, ce qui provoque une diminution de la défense locale de ces tissus.

5. Le port de prothèses amovibles, souvent poreuses, mal nettoyées, qui deviennent des réservoirs de levures [95]. La prescription d'un brossage soigneux des prothèses après les repas, l'utilisation d'antiseptiques antifongiques ne suffit pas toujours à les éliminer. L'application hebdomadaire d'une laque contenant du miconazole a été récemment préconisée [54].

6. Le tabagisme est un facteur d'aggravation, qu'il existe ou non des prothèses.

Causes iatrogènes

1. Les antibiotiques qui augmentent l'incidence et la gravité des candidoses par deux mécanismes : Une action directe en détruisant la flore bactérienne saprophyte et

favorisant la prolifération de *Candida*. Et une action indirecte avec leur action irritante locale sur la muqueuse digestive.

2. Les corticostéroïdes locaux, et la corticothérapie générale prolongée, et les immunosuppresseurs, qui inhibent les réactions de défense.

3. Les médicaments qui diminuent la sécrétion salivaire (psychotropes, antihypertenseurs, spasmolytiques).

Causes générales

1. La grossesse, la prématurité

2. L'involution sénile avec sa diminution des défenses naturelles à laquelle s'ajoute parfois un état dépressif, une réduction du flux salivaire, et le port de prothèses.

3. Le diabète, parfois méconnu.

4. Les hémopathies malignes.

5. L'héroïnomanie.

6. La candidose cutanéo muqueuse chronique qui serait en rapport avec un déficit de la phagocytose.

7. La candidose cutanéo muqueuses chronique associée à un déficit en fer.

8. Les déficits immunitaires congénitaux sévères.

9. Les candidoses associées au SIDA et à l'infection à VIH, qui représentent actuellement la majeure partie des candidoses bucco pharyngées.

La candidose et le SIDA

L'infection au VIH mène inexorablement à une défaillance de l'immunité cellulaire et favorise l'apparition d'une multitude de manifestations orales allant des infections opportunistes aux cancers buccaux [89].

L'apparition du SIDA a été à l'origine d'une recrudescence de candidoses orales y compris les atteintes gingivales et parodontales [54, 93], des études ont également montré l'existence de nombreux cas de microsporidiose chez les patients infectés par le virus du sida (VIH) [55].

En effet, les principaux moyens de défense de l'organisme contre les infections à *Candida*, sont représentés par la barrière cutano muqueuse, les lymphocytes T, les macrophages et les polynucléaires [47].

Les lymphocytes T interviennent par le biais de mécanisme cytotoxiques et d'activation des macrophages.

Les macrophages interviennent par leur capacité à tuer les champignons grâce à des phénomènes oxydatifs ou non oxydatifs.

L'importance relative de l'immunité cellulaire et des polynucléaires est cependant fonction de l'organisme pathogène en cause, ce qui explique que certaines infections soient plus fréquentes chez le patient atteint de SIDA que chez le patient neutropénique par exemple.

Il est clair donc, que le déficit de l'immunité cellulaire, est le principal facteur favorisant les infections fongiques chez les patients atteints de SIDA.

L'extrême fréquence de l'infection buccale à *Candida* au cours du SIDA fait douter de sa valeur pronostique, bien que pour certains une candidose buccale sévère fasse prévoir une évolution vers le stade de SIDA dans 90 % des cas [56]. La fréquence et l'importance de la candidose augmentent progressivement en fonction de l'ancienneté de l'infection à VIH, de la profondeur de l'immunodépression et de la diminution de lymphocytes CD4. La destruction de ces cellules par le VIH est lourde de conséquence pour l'organisme, puisque les lymphocytes CD4 constituent la pierre angulaire d'une partie du système immunitaire, dévolue à la défense contre les cancers, les infections virales, et les infections fongiques. La diminution de nombre des lymphocytes CD4 favorise l'apparition des infections opportunistes, dont la candidose faite partie (*Candida albicans* pour 95 % des cas [50] (figure 36).

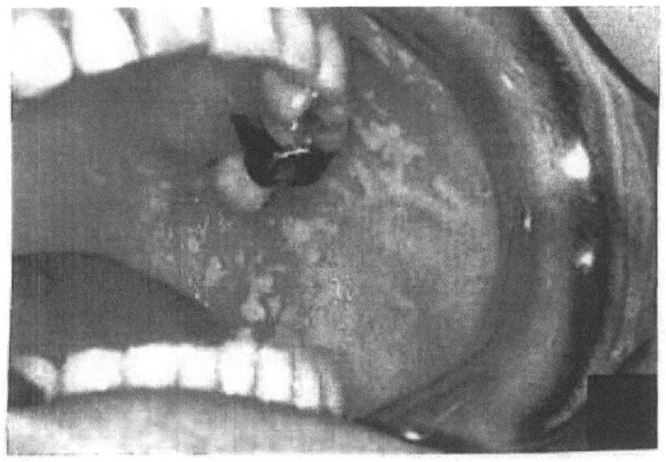

Figure 36 : Candidose de la joue d'un malade atteint du SIDA.

Formes cliniques de la candidose

Plusieurs formes sont distinguées [47] :

- des formes cutanéo muqueuses aiguës ;

- des formes cutanéo muqueuses chroniques ;

- des formes cutanéo muqueuses hyperkératosiques et végétantes ;

- des formes systémiques avec atteinte de différents viscères.

Nous nous intéressons plutôt aux deux premières formes.

Candidoses cutanéomuqueuses aiguës

MUGUET [57]

Il s'agit d'une stomatite candidosique aiguë, qui est la manifestation la plus commune des candidoses buccopharyngées. Le muguet touche essentiellement le nourrisson et le jeune enfant, à un moindre degré le vieillard.

La phase de début dure 2 à 3 jours et réalise une stomatite érythémateuse diffuse (figure 37): sensation de sécheresse buccale, de douleurs à type de cuisson, de goût métallique et de gêne à la mastication. Des troubles de la succion sont observés chez le nouveau-né. À l'examen, la muqueuse apparaît desséchée, rouge, douloureuse. La langue est plus ou moins dépapillée. L'érythème touche la face dorsale de la langue, la voûte du palais et les faces internes des joues (macules coalescentes).

La phase d'état correspond au stade des granulations blanchâtres, de la taille d'une tête d'épingle, centrant une macule érythémateuse (figure 38). La confluence en nappes réalise un aspect de lait caillé, de 2mm d'épaisseur. Les couches superficielles deviennent gris jaunâtre et se détachent facilement à l'abaisse-langue (figure 39). Les signes fonctionnels sont moins intenses, semblables à ceux de la phase de début.

L'évolution sous traitement est rapidement favorable. Sans traitement, la guérison spontanée est possible, mais un passage à la chronicité ou une dissémination peut être observés en fonction de l'état du malade.

Plusieurs formes cliniques sont décrites: forme érythémateuse pure (phase de début) ; forme pseudomembraneuse (figure 40) ; formes localisées : ouranite superficielle (figure 41), glossite dépapillée centrale (figure 42) ; forme localisée à la face interne d'une joue (figure 43) ; et l'atteinte concomitante du pharynx et du larynx.

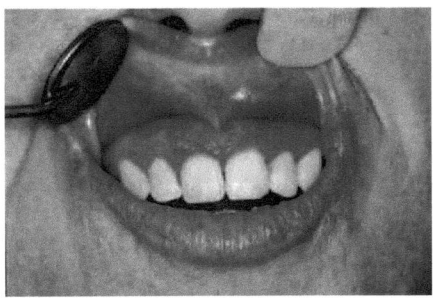

Figure 37 : Candidose forme aiguë (stomatite érythémateuse diffuse).

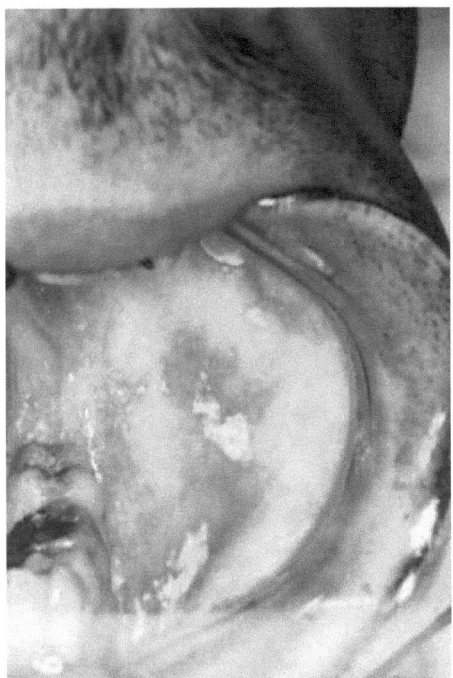

Figure 38 : Candidose forme aiguë (stade des granulations blanchâtres).

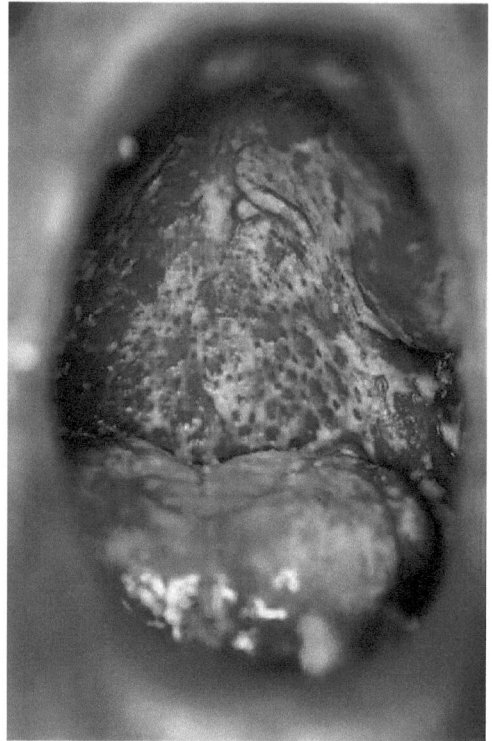

Figure 39 : Candidose forme aiguë (coalescence des granulations blanchâtres).

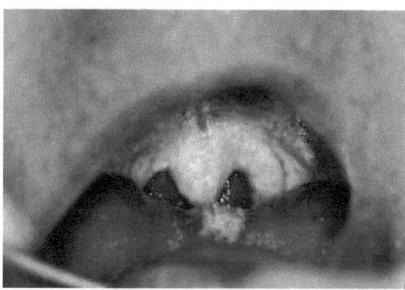

Figure 40 : Candidose forme aiguë (formes pseudomembraneuse).

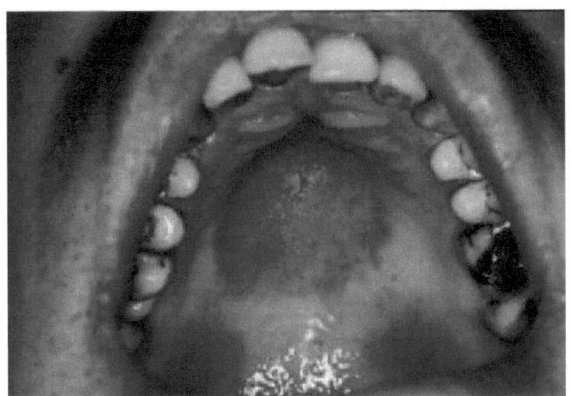

Figure 41 : Candidose forme aiguë (ouranite superficielle).

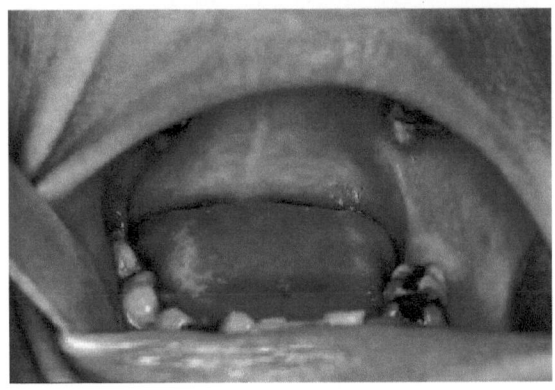

Figure 42 : Candidose forme aiguë (glossite dépapillée centrale).

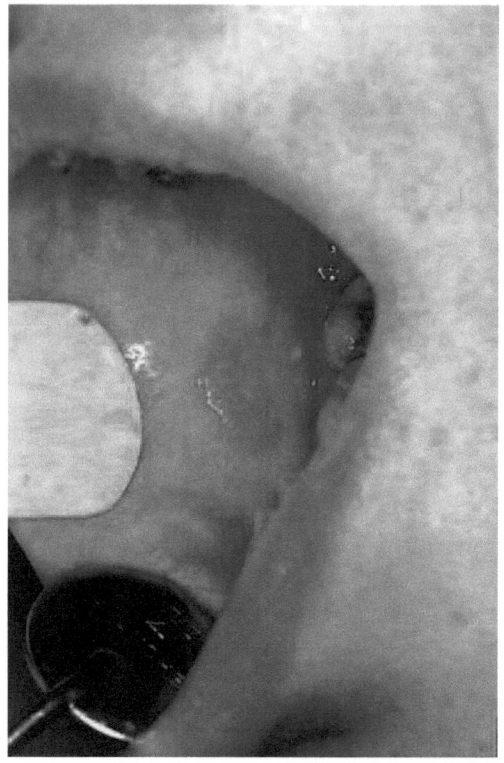

Figure 43 : Candidose forme aiguë (forme localisée à la face interne de la joue).

INTERTRIGO

Même si le *Candida* est le principal agent causal, cette maladie peut être provoquée par d'autres dermatophytes. Les lésions les plus caractéristiques sont celles des grands plis inter fessiers, génitocuraux, axillaires et sous-mammaires, spécialement chez les personnes obèses (figure 44).

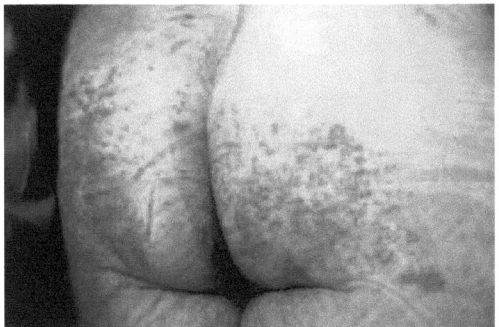
Figure 44 : Candidose aiguë associée à une atteinte cutanée

Lorsque l'agent responsable est le *Candida*, il s'agit de nappes rouges homogènes, vernissés, étendues symétriquement sur les deux berges du pli dont le fond est fissuré.

L'intertrigo est favorisé par la macération dans la chaussure de sport, le port de linge synthétique, et l'utilisation d'un savon acide pour la toilette.

AUTRES ATTEINTS AIGUËS PAR LE *CANDIDA*

D'autres lésions peuvent être provoquées par le *Candida* comme les mycoses vaginales, les onychomycoses (Figure 45) qui sont plus fréquentes chez les femmes, et les atteintes fréquentes chez les nouveau-nés de mère porteuse d'une candidose.

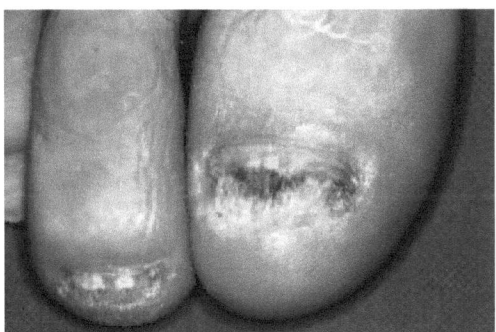
Figure 45 : Candidose unguéale

Candidoses cutanéomuqueuses chroniques

MUGUET CHRONIQUE

Il s'agit, habituellement, d'un adolescent ou d'un adulte, présentant une stomatite chronique ayant débuté de nombreuses années auparavant. À l'examen, on constate la présence d'un érythème et d'enduits blanchâtres intéressant la langue, le palais, la muqueuse des joues des lèvres, et rarement les gencives. La muqueuse reste souple et ne tend pas à s'ulcérer (figure 46, 47).

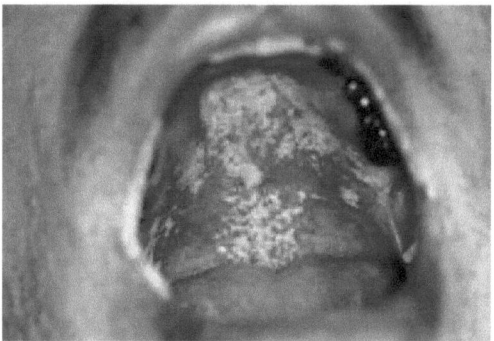

Figure 46 : Muguet chronique

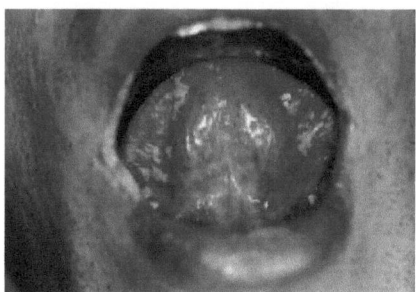

Figure 47 : Muguet chronique

PERLÈCHE (CHÉILITE ANGULAIRE) [47, 50]

C'est l'atteinte des commissures labiales avec une zone douloureuse rouge et squameuse, fissurée et parfois hémorragique. Ces lésions sont secondairement surinfectées par un staphylocoque doré. La perlèche peut être en relation avec les prothèses dentaires mal adaptées qui provoque les déformations de la bouche (tombante), avec une zone humide de façon permanente aux coins des lèvres (figure 48 , 49).

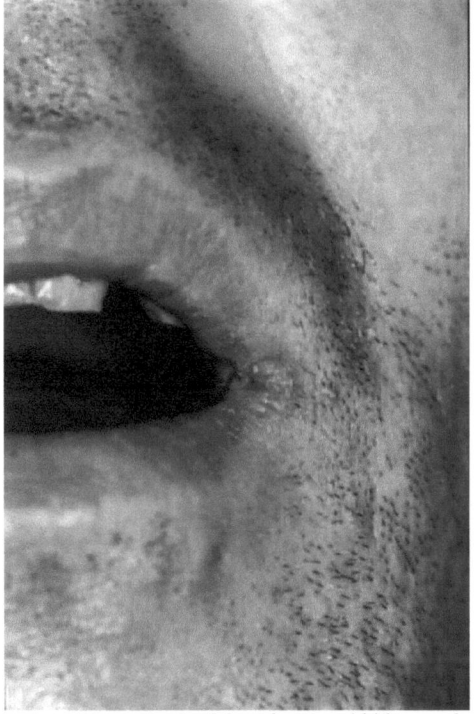

Figure 48 : Candidose chronique (chéilite angulaire).

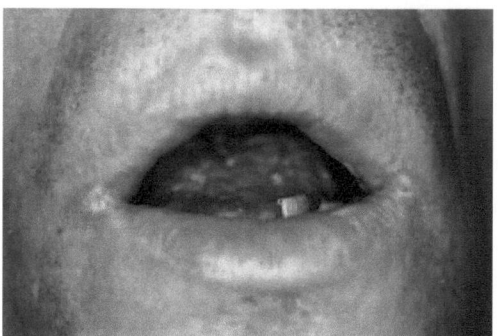

Figure 49 : Candidose chronique (chéilite angulaire).

FOYER CANDIDOSIQUE RÉTRO COMMISSURAL

Il se trouve sur la surface muqueuse des joues, il s'agit d'un petit placard triangulaire, ou ovalaire d'érythème rouge vif, auquel se superpose un semis de petits points blanchâtres. C'est, en effet, le prolongement de la perlèche sur la surface muqueuse de la joue, il est en séparé par un espace de muqueuse saine (figure 50).

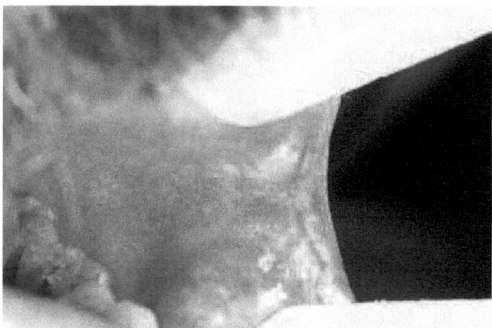

Figure 50 : Foyer candidosique rétro commissural.

GLOSSITE MÉDIANE CANDIDOSIQUE [47]

Elle est située sur la partie médiane et postérieure de la face dorsale de la langue mobile, en avant du V lingual, sa forme est losangique ou ovalaire, allongée d'avant en arrière sur 1 à 3 cm de long et 1 à 2 cm de large, le plus souvent c'est une plaque légèrement surélevée et mamelonnée (figure 51).

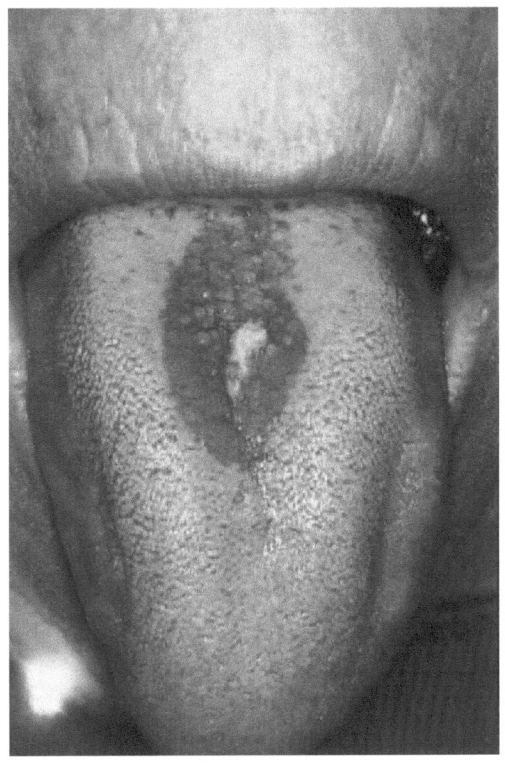

Figure 51 : Glossite médiane candidosique

OURANITE MEDIANE CANDIDOSIQUE

L'ouranite médiane postérieure est une plaque érythémateuse assez mal limitée, arrondie ou losangique de 1 à 2 cm de diamètre avec des petites granulations coniques.

C'est la lésion palatine en décalque de la glossite losangique médiane, l'ensemble de ces deux lésions étant l'homologue d'un intertrigo. Elle est située au tiers médian postérieur du palais dur (figure 52)

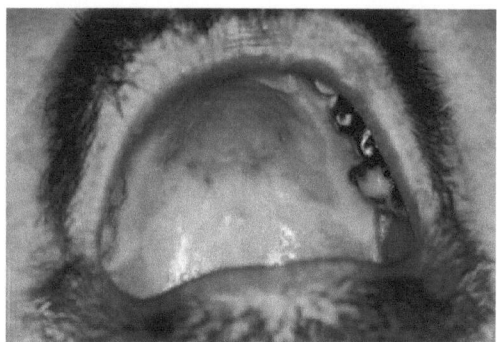

Figure 52 : Ouranite érythémateuse médiane associé à Glossite médiane candidosique

FORMES VÉGÉTANTES

Elles sont habituellement situées sur la muqueuse de la région rétro commissurale des lèvres et sur la muqueuse du pli commissural.

Il s'agit d'un placard végétant papillomateux hyperkératosique surélevé, dont le centre est constitué par des masses blanchâtres globuleuses ; en périphérie, elles prennent le type de végétation papillaire et de verrucosités de plus en plus fines. La palpation décèle une infiltration qui reste généralement superficielle (figure 53).

LANGUE VILLEUSE NOIRE [50]

Cette maladie survient parfois au cours d'un traitement antibiotique. Elle est exceptionnelle chez les enfants, plus fréquente chez le sujet âgé, et chez l'homme que chez la femme, elle associe un allongement noir ou brunâtre des prolongements kératinisés des papilles filiformes. Il s'agit, en effet, non d'une véritable candidose, mais d'un état particulier de la langue avec multiplication considérable des germes saprophytes de surface (diverses espèces de *Candida*) (figure 54).

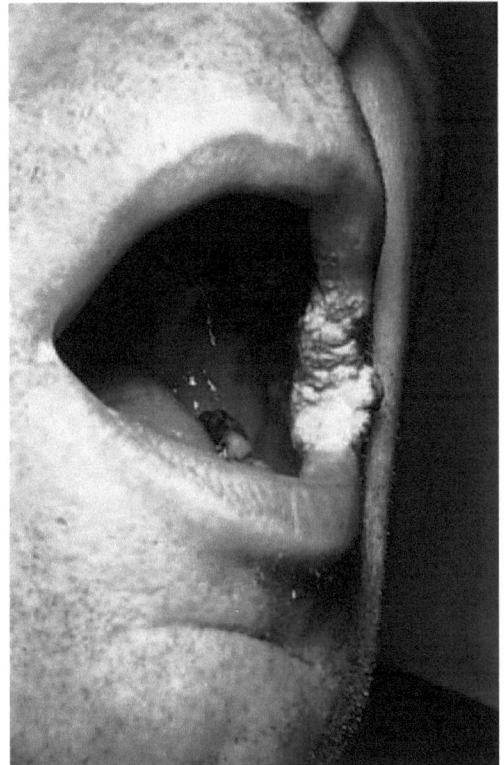

Figure 53 : Candidose chronique hyperkératosique de la zone rétrocommissurale

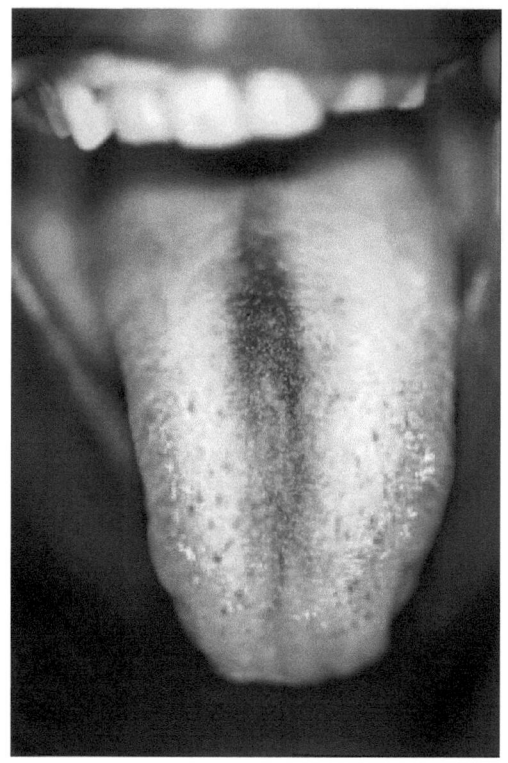

Figure 54 : Langue villeuse noire.

Candidoses systémiques

Rares mais très graves, elles sont caractérisées par des atteintes cutanéomuqueuses et viscérales multiples, accompagnées parfois d'une septicémie à *Candida* [58, 94]. Les organes les plus souvent atteints sont l'œsophage (Figure 55), l'estomac, l'intestin [96], les reins, le foie, le larynx, les bronches, les poumons [90], l'endocarde, et les méninges [47, 59].

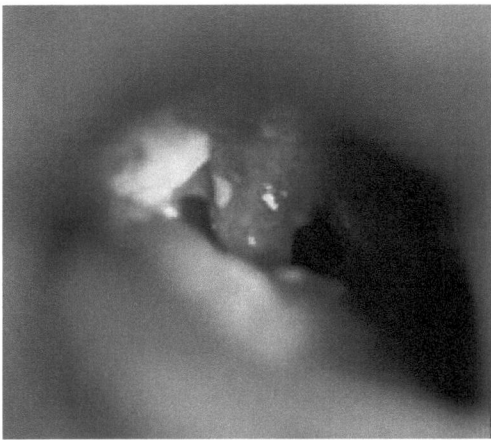

Figure 55 : Candidose pharyngée

La candidose systémique débute brusquement par une ascension thermique, un tableau de choc avec hémorragies digestives et obnubilation, l'existence d'une candidose buccale ou génitale favorise son apparition [52].

Les interventions chirurgicales (extractions dentaires par exemple) peuvent être à l'origine de la dissémination.

Diagnostic d'une Candidose buccale

Diagnostic étiologique

Le diagnostic de candidose buccale doit toujours être assorti d'une recherche de la cause de la maladie au moyen d'un interrogatoire approfondi, d'un examen médical complet et d'examens complémentaires. Il importe en effet de rechercher un déficit immunitaire transitoire ou permanent, dû à une maladie générale (diabète, endocrinopathie, hémopathie maligne), à un traitement médicamenteux (antibiotiques, corticoïdes ou autres immunosuppresseurs, antidépresseurs) ou à une affection locale (xérostomie du sujet âgé, carcinome buccopharyngé, mauvais état dentaire, tabagisme).

Dans les cas sévères, une mycose viscérale doit être recherchée.

Diagnostique histologique

Dans les candidoses buccales aiguës, l'épithélium est recouvert d'une épaisse couche de para kératose contenant un feutrage mycélien, des bactéries saprophytes de nombreux polynucléaires. Le chorion contient un ultrafiltrat inflammatoire.

Dans les candidoses buccales chroniques, l'épithélium hyperplasique présente des crêtes allongées, renflées, prenant un aspect psoriasiforme. La couche kératoplastie, émet, en regard des crêtes épithéliales, des prolongements en profondeur. Au maximum, l'hyperplasie épithéliale, prend un aspect pseudo carcinomateux, qui peut aller jusqu'à la naissance des perles cornées [50] (figure 56).

Le chorion renferme un infiltrat lympho-plasmocytaire, uniforme ou au contraire nodulaire.

Les filaments mycéliens ou hyphes, invisibles avec la coloration hématoxyline éosine, colorés en rouge violet par le PAS, en noir par le Gomori-Grocott, doivent être recherchés attentivement car ils sont peu nombreux. Ils sont retrouvés, souvent piqués verticalement dans les couches de parakératose et dans les couches épithéliales superficielles, ils ne dépassent jamais la couche de glycogène [47].

La densité et la profondeur de l'infiltrat inflammatoire du chorion, alors que le *Candida* ne parasite que la surface de l'épithélium, s'expliquent par les réactions immunitaires provoquées par les champignons, par une action directe sur les kératinocytes lésés, ceux-ci sécrètent une cytokine (ETAF) qui régule la réaction lymphocytaire, et par la formation de micro abcès autour des *Candidas* dans la couche cornée.

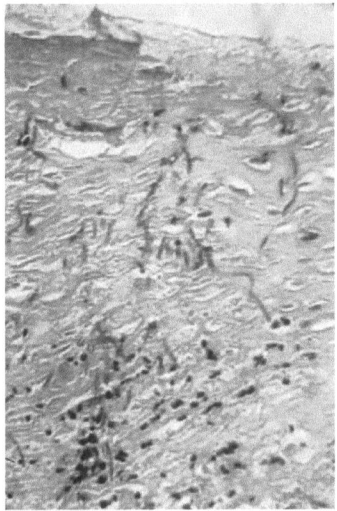

Figure 56: Histologie : hyperplasie épithéliale ; présence de Candida albicans

Diagnostic mycologique

L'examen mycologique est indispensable, en premier lieu pour confirmer le diagnostic de candidose, identifier la levure, et enfin, pour contrôler l'efficacité de traitement antifongique.

PRÉLÈVEMENT

Avant tout prélèvement, il faut s'assurer que le malade n'a pas commencé une automédication, un antiseptique par exemple, et ceci depuis plusieurs jours.

Le prélèvement doit être réalisé au moins 3 heures après l'absorption d'aliments ou de boissons pouvant apporter des levures exogènes. Il est fait à l'aide d'un écouvillon porte-coton stérile.

Les points électifs où on a le plus de chances de trouver des levures sont : le coin des lèvres (perlèche), la paroi jugale en arrière de la commissure, la partie médiane postérieure du dos de la langue et de la voûte palatine (Figure 57).

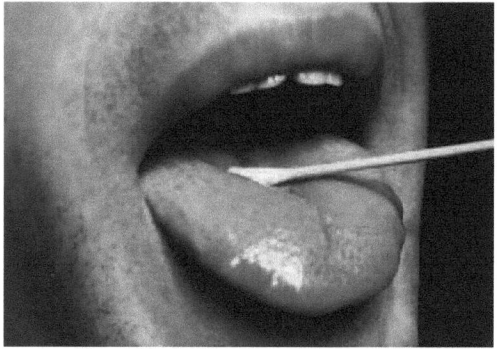

Figure 57 : Prélèvement mycologique à l'écouvillon

EXAMEN DIRECT

Il se fait sous forme d'étude de prélèvement solide ou de frottis colorés

Pour l'étude de prélèvements solides, un fragment est placé sur une lame, et dissous dans une goutte de sérum physiologique sans coloration, des petites cellules à paroi mince, rondes ou ovalaires, accompagnées par fois de filaments mycéliens, peuvent être retrouvés (Figure 58).

L'étude des frottis colorés est réalisée en utilisant la coloration de May-Grünwald Giemsa (M. G. G), comme les levures sont Gram +.

Cet examen direct est utile lorsque les levures sont abondantes (muguet aigu, langue noire).

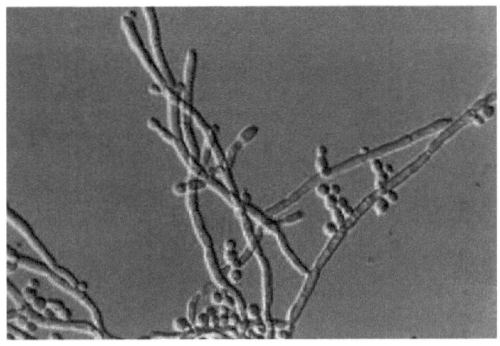

Figure 58 : Candida albicans à l'examen directe

ISOLEMENT ET IDENTIFICATION

La culture se fait sur milieu de Sabouraud glucosé à 20 % et peptoné à 10 %, l'ensemencement se fait successivement dans deux tubes par des mouvements de balayage et de rotation de l'écouvillon [47].

Le premier tube qui contient le milieu de Sabouraud est additionné de chloramphénicol dans le but d'inhiber la croissance des bactéries.

Le deuxième tube est additionné également par chloramphénicol mais aussi par l'actidione qui empêche la pousse des champignons saprophytes banals.

A température du laboratoire, les levures sont bien visibles au bout de 48 heures, sous la forme de petites colonies bombées, d'un blanc laiteux. À ce moment la, il faut noter même de façon approximative le nombre de colonies dans chacun des deux tubes.

Ensuite, l'identification de *Candida albicans* se fait par l'ensemencement sur un milieu PCB qui permet de rechercher après 48 heures les chlamydiospores (figure 59), ou par le test de Tschdjian (filamentation sur sérum à 37°) qui donne un résultat en 4 heures. Si ces deux tests sont négatifs, l'identification des autres levures du genre *Candida* peut se faire par l'étude des fermentations, l'étude de l'assimilation des certains sucres, etc. [47]. Le schéma expliquant la méthode d'identification de *Candida* est présenté dans la figure 60.

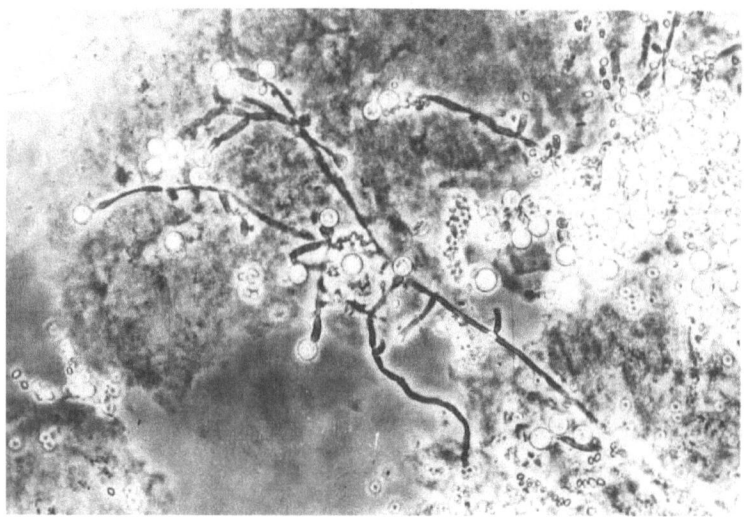

Figure 59 : Candida albicans sur PCB : filaments et chlamydiospores

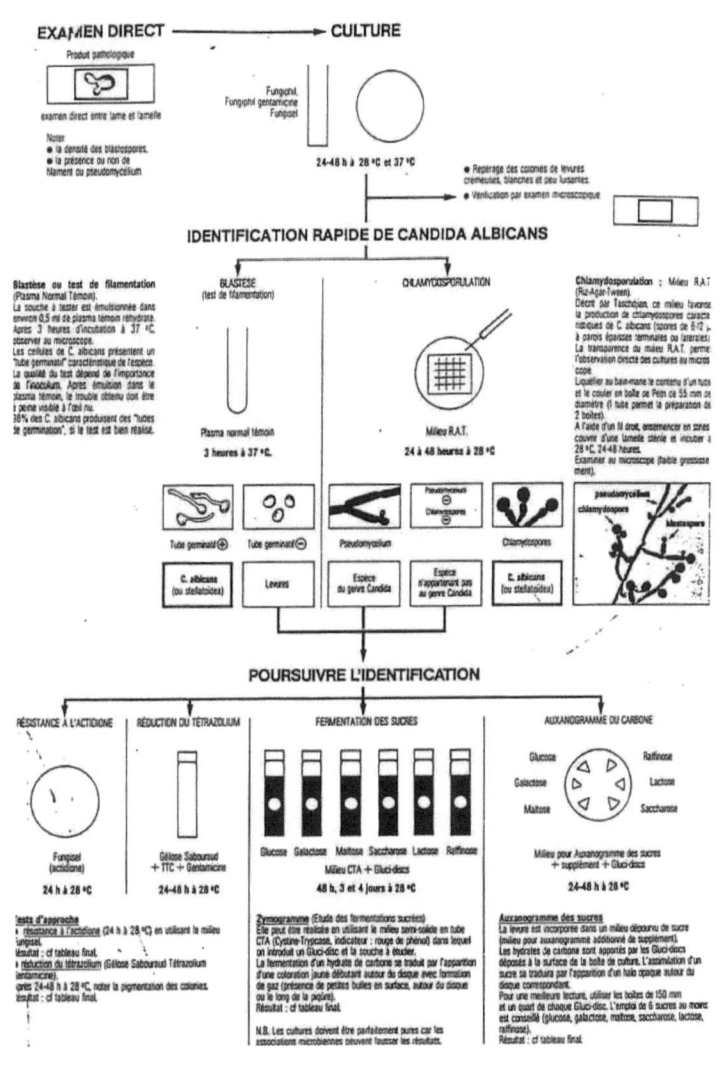

Figure 60 : Identification du Candida (diagnostic mycologique)[60].

GALERIE LEVURES PASTEUR [60]

Cette galerie est utilisée pour l'identification de l'espèce de levure examinée, y compris le *Candida albicans*. Elle se compose de sept cuves dont le contenu est :

Cuve 1-   Milieu pour blastèse (prolifération de tubes germinatifs).

Cuve 2-   Milieu à l'urée : recherche d'une uréase.

Cuve 3-   Milieu Sabouraud Tétrazolium chloramphénicol : réduction du tétrazolium.

Cuve 4-   Milieu Sabouraud actidione chloramphénicol : sensibilité à l'actidione.

Cuve 5-   Milieu pour l'étude de fermentation de glucose.

Cuve 6-   Milieu pour l'étude de fermentation de maltose

Cuve 7-   Milieu pour l'étude de fermentation de saccharose.

Les levures sont ensemencées dans les sept tubes. Après une première incubation de 3 à 4 heures à 37°C qui permet de mettre en évidence l'existence des souches bactériennes par la lecture des tubes germinatifs (cuve 1, et 2), la galerie est incubée pendant 18 à 24 heures à 30°C. La lecture et l'interprétation des résultats se fait grâce au tableau 7.

Tableau 7 : Interprétation des résultats fournis par les galeries levures Pasteur [60].

Espèces de levures	CHLAMYDOSPORULATION 1	UREASE 2	REDUCTION TETRAZOLIUM 3	SENSIBILITE ACTIDIONE 4	\multicolumn{3}{c}{ZYMOGRAMME}		
					GLUCOSE 5	MALTOSE 6	SACCHAROSE 7
Candida albicans	■	−	Blanche/Rose a				V
Candida albicans (Var. stellatoidea) c	■	−					−
Candida tropicalis	−	−		S		−lent	
Candida pseudotropicalis	−	−				−	
Candida krusei	−	−	Blanche	S		−	−
Candida parapsilosis	−	−	Blanche/Rose	S		−	−
Candida guilliermondii	−	−				−	
Candida zeylanoides	−	−	Rose/Blanche	S	V	−	−
Candida lusitaniae	−	−		S		ou ±	
Candida viswanathii	−	−	Blanche/Rose	S			V
Torulopsis glabrata	−	−		S			
Torulopsis candida	−	−	Blanche	S		−	V
Saccharomyces cerevisiae	−	−	Blanche/Rose a	S			
Cryptococcus neoformans	−	■	Blanche	S	−	−	−
Cryptococcus albidus	−	■	Blanche	S	−	−	−
Cryptococcus laurentii	−	■	Blanche	S	−	−	−
Cryptococcus terreus	−	■	Blanche	S	−	−	−
Rhodotorula glutinis	−	−	Blanche	V	−	−	−
Rhodotorula rubra	−	■	Rose b	V	−	−	−
Trichosporon beigelii (cutaneum)	−	■	Blanche	V	−	−	V
Trichosporon capitatum	−	−	Blanche	V	−	−	−
Trichosporon pullulans	−	−	Blanche		−	−	−
Geotrichum candidum	−	■	Blanche	V	−	−	−

N.B. : a) Coloration rose en cas d'inoculum très dense.
b) Coloration due au pigment.
c) C. stellatoidea est assimilée à C. albicans.
+ : positif, − : négatif
V : variable, R : résistant, S : sensible

Diagnostic immunologique

Un phénomène fréquent dans les candidoses chroniques sévères est l'absence de réaction à l'injection intradermique de candidine qui est un antigène glycoprotéique du *Candida* responsable de la formation d'anticorps et des réactions d'hypersensibilité.

Diagnostic différentiel

Dans la phase de début du muguet ou dans les formes érythémateuses pures, il faut discuter les autres causes de stomatite érythémateuse diffuse (fig 25).

Dans la candidose localisée à la langue, il faut éliminer le diagnostic de glossite dépapillante du vieillard (fig 26).

Dans les formes chroniques, on évoque surtout le lichen plan (fig 27), la leucoplasie tabagique (fig 28), le lupus érythémateux, la maladie de Bowen ou le carcinome intra épithélial. La biopsie permet de trancher en cas de doute.

Traitement de la Candidose buccale

Traitement préventif

Il est nécessaire de rechercher et de supprimer si possible un facteur favorisant général (diabète, maladie systémique, grossesse, cancer, traitement antibiotique, corticoïde ou immunosuppresseur) ou un facteur favorisant local (hyposialie, asialie, mauvais état buccodentaire, anomalies prothétiques, troubles de l'articulé dentaire, tabagisme, radiothérapie cervico-faciale).

Le traitement de la candidose doit commencer par l'amélioration de l'hygiène buccale comme la suppression du tabagisme, le brossage des dents et des prothèses éventuelles après chaque repas, l'extraction des dents abîmées, et la suppression provisoire des prothèses amovibles.

L'état général doit être amélioré également, comme la rééquilibration d'un diabète ou de tout autre dysfonctionnement endocrinien.

Cependant ces différents facteurs ne sont pas toujours retrouvés ou sont parfois impossibles à éliminer (hyposialie post-radiothérapie, infection à VIH...), ce qui expose obligatoirement à des récidives plus ou moins rapides et fréquentes qui doivent être traitées.

Traitement curatif

Dans les formes hyperkératosiques, les rétinoïdes (Locacid®) peuvent être utilisés. Pour les formes végétantes à potentiel d'évolution carcinomateuse, le traitement est chirurgical.

Le traitement curatif des candidoses repose sur les antifongiques, utilisés par voie locale ou générale.. Le choix d'un antifongique repose sur plusieurs éléments :

- Le type de candidose aiguë ou chronique, localisée à la cavité buccopharyngée, muco cutanée profonde ou disséminée.
- Les effets secondaires et la tolérance du produit.
- Les conditions du milieu buccal ou du terrain général du malade.

Dans la plupart des cas, y compris chez les sujets infectés par le VIH, le problème est celui d'une candidose digestive et une candidose anogénitale. Un traitement local, souvent associé à un traitement général de courte durée est généralement suffisant.

Un traitement prophylactique de candidose est conseillé lors des situations à risque [59] (chute importante du taux de lymphocytes CD4, corticothérapie prolongé, et radiothérapie)

En cas de candidose buccopharyngée chronique, il est justifié d'utiliser un traitement général plus prolongé, avec identification précise de l'espèce du *Candida*, et demander un antifongigramme. Dans les formes végétantes et les formes papillomateuses, le traitement médical ne suffit pas, et il faut l'associer avec l'exérèse chirurgicale des lésions les plus épaisses.

Traitements topiques locaux

Ces traitements font appel à des solutions pour bains de bouche, ou des pastilles à laisser fondre lentement [24], il faut donc une sécrétion salivaire importante. L'efficacité d'un traitement topique nécessite un temps de contact suffisant. Plusieurs produits sont utilisés pour le traitement local de la candidose [61].

(1) Les antiseptiques comme la chlorhexidine (digluconate de chlorhexidine), la solution de lugol, le Violet de gentiane dans un mélange de (alcool, glycérine, eau distillée), l'Héxétidine [54], et le chlorure de cétylpyridinium [54]. L'application de trichlorique à 33 % est recommandée pour la perlèche. Ces antiseptiques pourraient être utiles pour retarder l'administration des antifongiques systémiques et peut-être limiter l'apparition des souches résistantes [54].

(2) Il existe actuellement une série d'antibiotiques antifongiques et des composés chimiques de synthèse dont l'activité élevée a souvent amélioré les résultats de l'application de ces topiques traditionnelles :

  (a) Les polyénes :

- Nystatine (mycostatine®) : sous forme d'une suspension buvable en gardant le produit 5 min dans la bouche avant de l'avaler.

- Amphotéricine B (fungizone®) : elle a l'avantage par rapport à la nystatine d'avoir un goût acceptable (une cuillère de cafè de 3 à 6 fois/j).

Les polyénes (nystatine et amphotéricine B) ne passent pratiquement pas la barrière digestive après avoir été avalés [47], Ils sont donc utiles pour éradiquer une candidose intestinale, mais ils n'ont aucun effet sur d'éventuelles localisations cutanées ou viscérales.

- Pimarcine (pimafucine®) en pommade.

  (b) Dérivées azolées : tel que le fenticonazole [91], l'econazole (pévaryl®), et miconazole (daktarin®), employés sous forme de gel ou lotion. notamment pour la perlèche.

Les principaux anticandidosiques utilisés par voie locale dans les mycoses superficielles sont présenté dans le tableau 8.

TABLEAU 8 : PRINCIPAUX ANTICANDIDOSIQUES UTILISÉS PAR VOIE LOCALE DANS LES MYCOSES SUPERFICIELLES

Dénomination commune internationale		Nom Générique	Formes Galénique
Polyène	Nystatine	Mycostatine	comprimés dragéifiés 500000 U. Suspension orale 100000 U/dose. Comprimés gynécologiques 100000 U. Pommade 100000 U/g.
	Amphotéricine B	Fungizone	Capsules 250 mg. Suspension orale 100 mg/ml. Lotion 3%.

Dérivés azolés	Miconazole	Daktarin	Comprimés 125 mg
			Gel dermique 2%
			Lotion 2%
			Poudre 2%
			Gel buccal 2%
		Gyno-Daktarin	Ovules 100-400 mg
			Gel gynécologique 2.5 %
	Kétoconazole	Kétoderm	Crème 2%
Dénomination commune internationale		**Nom Générique**	**Formes Galénique**

	Econazole	Pévaryl	Lait dermique 1%
			Crème dermique 1%
			Poudre (Spray) 1%
			Solution (Spray) 1%
			Lotion 1%
		Gyno-Pévaryl	Ovulés 50-150 mg
			Crème vaginale
	Clotrimazole	Trimysten	Crème 1%
	Isoconazole	Fazol	Crème 2%
		Fazol G	Ovules 300 mg
	Tioconazole	Trosyd	Crème 1%
		Gynotrosyd	Ovules 300 mg
	Bifonazole	Amycor	Crème 1%

Les deux antifongiques de choix sont la nystatine (polyénes), et le miconazole (dérivé azolé). L'association de ces deux médicaments n'est pas possible, en effet leurs modes d'actions ne sont pas compatibles, car le premier inhibe la formation de l'ergostérol, qui est lui-même important pour l'action du deuxième (figure 61).

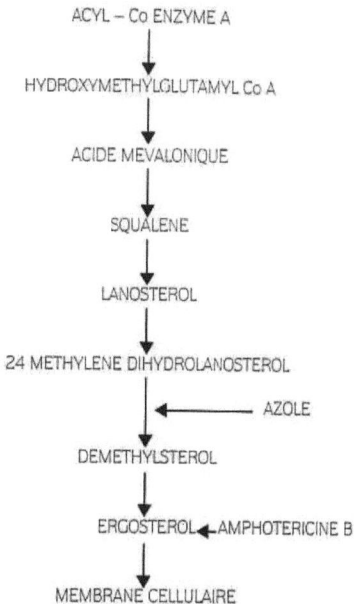

Figure 61 : Schéma expliquant la mode d'action de dérivés azolés et des polyénes (Amphotéricine B)[60]

LA NYSTATINE

La nystatine est un antifongique de la famille polyénes figure 62. Ella été découverte par HAZEN et BROWN en 1950.

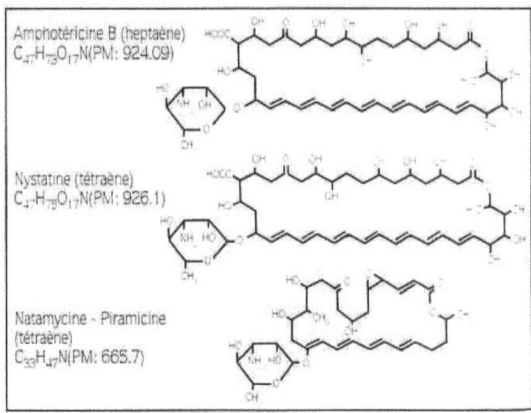

Figure 62 : Structures et formules chimiques des polyènes [47]

La nystatine a été extraite pour la premier fois du mycélium de *Streptomyces noursei aux* laboratoires de recherches de (New York State Department of Health), d'où son nom. La nystatine est un tétraène d'un poids moléculaire de 926.1 (figure 62). Son mode d'action et ses propriétés antifongiques sont tout à fait comparables à celles de l'amphotéricine B.

L'absence d'absorption intestinale et la toxicité en cas d'injection intramusculaire ou intraveineuse limitent sa prescription aux mycoses cutanées et digestives. Les dermatophytes ne sont pas une indication de prescription d'un polyène.

Propriétés physico-chimiques : Le goût de la Nystatine est désagréable et difficile à masquer. La nystatine, qui est une substance amphotère, subit une détérioration en milieu acide. Aussi, pour les traitements cliniques, l'emploi de la nystatine dans des jus de fruits généralement acides doit être évité.

Mode d'action : Le mode d'action semble commun pour tous les polyènes. Ces molécules ont une grande affinité pour l'ergostérol qui est le principal stérol de la membrane fongique. Le mode d'action communément admis est la formation de complexes stérols-Nystatine qui entraînent un réarrangement moléculaire au niveau de la membrane. Ainsi se forment des pores à travers lesquels partent des constituants intra-cellulaires indispensables à la vie du champignon (potassium, glucose) et entre du sodium provoquant un oedème cellulaire.

Spectre antifongique: Pendant de nombreuses années, on a considéré que tous les pathogènes fongiques étaient sensibles à la Nystatine [47]. Néanmoins, le développement d'infections fatales causées par des organismes résistants a été rapporté. Ce phénomène est particulièrement décrit dans des unités de soins où sont hospitalisés des malades porteurs d'affections hématologiques malignes et où l'utilisation de la Nystatine ou de l'amphotéricine B et/ou d'autres antifongiques est plus importante que dans d'autres secteurs hospitaliers. Parmi les organismes fongiques résistants, il faut mentionner *Candida* lusitaniae, tropicales et P. boydü mais d'autres espèces peuvent également être rencontrées. De tout façon il n'existe pas de résistance des *Candida albicans à* la nystatine. Aucune souche résistante n'a été isolée même dans des cas de récidive survenant après un traitement insuffisant ou chez des sujets présentant un terrain particulièrement favorable aux candidoses : diabète, grossesse, aglobulinémie, antibiothérapie antibactérienne prolongée, etc.

Par voie orale la posologie est de 1 à 4 millions d'unités chez l'enfant et 4 à 6 millions d'unités chez l'adulte. Ces posologies réalisent des concentrations dans les selles suffisantes pour éradiquer ou réduire fortement la présence du champignon.

Sur le plan pratique, l'impératif du contact entre l'antifongique et le champignon est toujours présent. Si on n'utilise pas la suspension orale, les comprimés doivent être écrasés pour traiter une candidose bucco-œsophagienne. Les comprimés gynécologiques peuvent être sucés dans la bouche, ils sont mieux acceptés lorsqu'on explique au malade la raison de cette pratique.

Administrée par voie orale, la nystatine reste dans le tube digestif. On ne la décèle pas dans le sérum, ou seulement *à* des concentrations infimes. Il n'existe aucune diffusion générale dans l'organisme.

Il est à noter que son activité n'est pas détruite par le contenu intestinal (32% du produit est retrouvé dans les matières fécales). Il s'agit donc essentiellement d'un antifongique à usage local agissant par contact. La voie digestive est donc à assimiler aux autres voies locales: génitales, oculaire, oropharyngée, nasale, auriculaire, bronchique, ...etc. La voie locale ne provoque aucune intolérance, même après des semaines et des mois d'administration.

CANDIDOSE BUCCALE PRÉSENTATION ET POSOLOGIE

- MYCOSTATINE suspension Nourrissons: 5 à 30 doses par jour réparties en 4 prises Enfants: 10 à 40 doses par jour réparties en 4 prises En application sur les lésions buccales en collutoire.

- MYCOSTATINE comprimés dragéifiés Enfants: 2 à 8 dragées par jour Adultes: 8 à 12 dragées par jour. En cas de candidose bucco pharyngée, il est utile d'écraser les dragées au préalable pour permettre une action directe du produit sur les lésions. Le traitement sera prolongé d'au moins 3 semaines.

- MYCOSTATINE comprimés gynécologiques *4 à 5* comprimés par jour à sucer lentement.

Les comprimés vaginaux sont très efficaces et bien tolérés même utilisés oralement. Les patients déguiseront le goût en mâchant du chewing-gum. Ce traitement néanmoins est cher et le contact avec la muqueuse orale est court. De plus, ces formes contiennent du sucre, donc accroissent le risque de développer des caries dentaires.

CANDIDOSES GÉNITALES

Les vulvo-vaginites candidosiques. Souvent cliniquement typiques avec leurs pertes grumeleuses et le prurit, parfois banales avec brûlures et rapports sexuels douloureux, se répartissent en deux groupes:

- Le premier est représenté par les **vaginites qui seront sans lendemain**; elles ont volontiers été déclenchées par une antibiothérapie récente. Les comprimés gynécologiques de Mycostatine® ou tout autre antifongique local apportent facilement la guérison.

- Le groupe des **vaginites récidivantes** malgré l'usage successif et répété des produits sus-cités, pose un difficile problème thérapeutique. Certes, il faut lutter contre les facteurs favorisants: candidose digestive, balanite du partenaire, diabète, prise de contraceptifs, toilettes vaginales trop fréquentes, irritation locale des tampons et rapports sexuels traumatisants. Mais parfois toutes les mesures prises échouent.

- Les **balanites** guérissent très rapidement par application de pommade à la Mycostatine® pendant 5 à 7 jours.

LES IMIDAZOLES [76, 111, 112, 113, 114, 115, 116]

Au cours des dernieres années, les imidazolés ont été largement étudiés, notamment les dérivés benzimidazoles dont le miconazole, qui a été un des premiers agents évalués. Ces dérivés appartiennent egalement à la classe des medicaments anthelminthiques et antiparasitaires d'usage courant. Les principaux imidazoles antimycosiques, sont le clotrimazole, le miconazole et le ketoconazole, mais d'autres molécules telles que l'econazole, le tioconazole, l'isoconazole, etc. sont également utilisées, principalement pour usage local ou topique (figure 63).

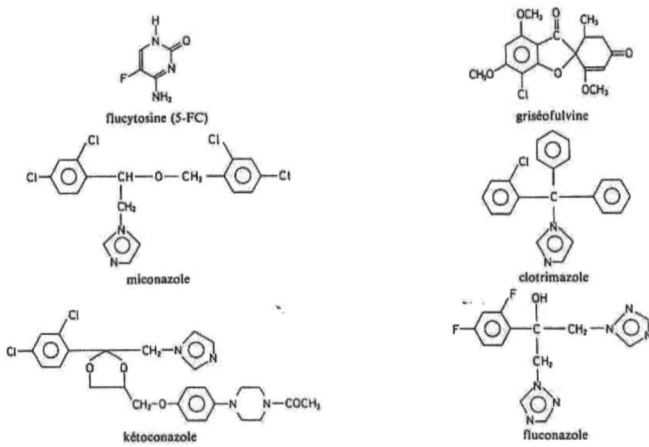

Figure 63 : Structure chimique des imidazloés [110]

Les molècules originales sont toutes des imidazolés substitués par deux ou trois groupements tipophiles (generalement aromatiques) (cf. par exemple le clotrimazole[63]). Dans les nouveaux dérivés inspirés de cette structure, l'atome d'azote qui fait le lien avec les substituants peut également se trouver dans un hétérocycle aromatique de type 3-pyridine, 5-pyrimidine ou 1,2,4-triazolé.

Les imidazolés agissent au niveau des stérols de la membrane des levures et notamment, ils inhibent la biosynthèse de l'ergostérol avec accumulation de l'anastèrol. Ils se lient également aux acides gras et aux phospholipides qui composent la membrane des levures. Par ailleurs, les imidazolés semblent inhiber certaines enzymes telles que la cytochrome C peroxidase et la catalase, aboutissant ainsi à l'accumulation de concentration toxique de H_2O_2 dans les cellules fongiques. Ils sont néanmoins le plus souvent uniquement fongistatiques.

SPECTRE ANTIFONGIQUE

Les imidazolés actuellement disponibles sur le marché sont essentiellement actifs sur les levures. Par contre, ils sont peu actifs sur le C. neoformans et les moisissures telles que les Aspergillus et les Mucorales sp. Il faut toutefois souligner que le kétoconazole est actif sur certaines formes d'histoplasmose et de coccidioidomycose, mais la place definitive de cet agent reste à determiner. De plus, le miconazole et l'utoconazole sont des agents efficaces sur le P. boydii, pathogène opportuniste rencontré en oncologie. Par ailleurs, le kétoconazole a également une action antifongique sur les dermatophytes ainsi que sur le Pityrosporum furfur, agent responsable du pityriasis versicolor. En outre, de nouvelles molécules sont actuellement investiguées, telles que l'itraconazole et le fluconazole, et ces deux substances pourraient constituer un reel progres dans le traitement des mycoses. L'itraconazole est actif sur les Aspergillus sp.; cet agent est actuellement à l'étude dans cette indication à titre prophylactique et thérapeutique. Par ailleurs, le fluconazole est actif sur les levures y compris sur le Cryptococcus neoformans et presente de nombreux avantages pharmacologiques par rapport au ketoconazole. Les études en cours permettront également d'etablir la place définitive de cet agent dans l'arsenal antifongique

L'emergence de souches de levures résistantes aux imidazoles reste controversée mais a été rapportée chez des enfants atteints de candidose mucocutanée chronique. Les techniques utilisées *in vitro* pour évaluer la sensibilité des champignons aux imidazolés ne sont pas standardisées, et leur interprétation reste difficile. D'autre part, la sélection de C. glabrata a été observée par de nombreux investigateurs chez des malades traités par le kétoconazole.

MODE D'EMPLOI

De nombreux dérivés sont utilisés en tant que topiques, actuellement quatre dérivés sont disponibles en tant qu'antifongique systémique: le miconazole, le kétoconazole, l'itraconazole, et le fluconazole. Alors que le clotrimazole et l'econazole sont réservés pour usage topique uniquement.

1. Les imidazolés à usage topique : De nombreux dérivés imidazolés et tri azolés ont été synthétisés et sont utilisables par voie locale sur les téguments et les muqueuses génitales ou digestives. Les éventuels effets secondaires ou la toxicité sont ainsi évités car ces formes galéniques sont très peu ou pas résorbées. Toutefois dans de rares cas on peut observer des phénomènes de sensibilisation ou d'irritation dus au principe actif ou à l'excipient, le spectre d'activité concerne tous les dermatophytes. Pittosporum (agent du pityriasis versicolor et des autres manifestations de pityrosporose) et les *Candida*. Torulopsis glabrata est parfois cliniquement résistant. D'autres champignons, plus rarement rencontrés, peuvent également être éradiqués lorsqu'ils siègent dans le derme superficiel ou sur les muqueuses.

2. Les imidazolés à usage systémique : Ces produits sont comparables quant à leurs propriétés physico-chimiques, leur mode d'action et leur spectre antifongique.

MICONAZOLE

Le miconazole est fongistatique et fongicide. Antifongique à large spectre et antibactérien Gram+, il est actif en particulier sur les *Candida* et autres levures, principaux responsables des mycoses buccales, il est utilisé pour le traitement topique du Candida buccal sous forme d'un gel buccal.

Initialement, le miconazole a été administré sous forme orale pour le traitement du candidose systémique invasif, mais son absorption par cette voie est insuffisante pour permettre une activité systémique. Seules les formes injectables et topiques sont encore utilisées. Lorsque le produit est administré à dose thérapeutique, les pics seriques sont de 2 à 8 mg/ml, la concentration minimale 8 h apres l'injection étant de

0,1 a 0,2 mcg/ml. La demi-vie rélativement courte du miconazole nécessite trois administrations par 24 h. Le miconazole est fortement lié (90%) aux protéines sériques et est quasi entiérement métabolisé. Moins de 1 % de la dose administrée de miconazole se trouve inchangée dans les urines. La pénetration du miconazote dans le corps vitré et le liquide articulaire est bonne.

Par contre, la pénétration dans les expectorations est mauvaise. De même, cet antifongique passe mal la barrière hémato-encephalique. La dose de 20 à 30 mg par jour, injectée par voie intrathécale ou intraventriculaire semble être bien tolérée. De plus, cette dose permet de maintenir des concentrations supérieures à 1 mg/ml pendant 24 h. L'hémodialyse ne modifie pas les concentrations sériques du miconazole. Une adaptation des doses en cas d'insuffisance rénale n'est pas nécessaire. Neanmoins, étant donné le développement récent d'autres agents, la place du miconazole dans le traitement des mycoses invasives est à discuter.

Sort du médicament suite à une application buccal topique

Après application sous forme de gel buccal, le miconazole reste présent dans la cavité buccale pendant plusieurs heures ainsi que l'attestent les concentrations salivaires qui varient de 5 à 0,4µg/ml de 30 minutes à 3 heures suivant une application de 125 mg de miconazole (6,25g de gel buccal).

Le miconazole est progressivement et modérément résorbé le long du tractus digestif. Il présente une biodisponibilité analogue, à dose équivalente, à celle de la forme orale (comprimé dosé à 125 mg).

L'élimination s'effectue principalement par les fèces, après biotransformations hépatiques; la demi-vie d'élimination plasmatique moyenne est de 20,5 heures.

Contre indication

Cette spécialité est contre-indiquée en association avec les anticoagulants de type anti-vitamines K et avec les sulfamides hypoglycémiants dont le miconazole potentialise fortement l'action.

Effets secondaires

Les effets secondaires comportent des troubles digestifs: nausées, diarrhée, en particulier lors du traitement per os. Selon la sensibilité individuelle et la posologie, on peut également observer: une toxicité hépatique, une hypercholestérolémie, une hypo natrémie, une thrombopénie, une intolérance cutanée avec prurit sévère et prolongé, des troubles neuropsychiques modérés. L'irritation veineuse gêne les perfusions prolongées. Phlébite, prurit, nausées sont les effets indésirables les plus fréquents.

La plupart des manifestations toxiques du *miconazole* peuvent être liées à l'excipient (dérivé de l'huile de coton) utilisé pour sa dispersion. Ces effets indésirables comprennent une toxicité cardiorespiratoire, un prurit et un rash allergique. Des altérations du profil lipidique chez des patients prenant du miconazole ont également été décrites. Des cas rares d'arachnoidite et d'hémorragie cérébrale ont été signalés après injection intrathécale de miconazole.

Le miconazole est actif en cas de candidose localisée (oesophagite, candidose oropharyngée ou vaginale), y compris chez des malades atteints d'affections sous-jacentes sévères telles que le cancer ou le SIDA. D'autres indications d'utilisation des imidazolés comme agents therapeutiques de mycoses invasives reste à déterminer. D'ailleurs, le miconazole a permis d'obtenir des résultats encourageants chez les patients atteints de candidose mucocutanée chronique, et dans certains cas de coccidioidomycose.

Pedersen et al (1991) [66] ont proposé une méthode originale pour l'administration buccale locale de miconazole, et qui consiste à l'utilisation d'une gomme à mâcher contenant 55 mg de miconazole.

Khanna et al (1997) [24] ont proposé une nouvelle approche pour le traitement local de la candidose qui est l'utilisation des comprimés mucoadhèsives pour libérer l'antifongique (clotrimazole) de façon régulière.

Traitements généraux

LES POLYÉNES [62]

L'amphotéricine B peut être administrée en perfusion intraveineuse, c'est un traitement qui doit être réalisé en milieu hospitalier car il nécessite des précautions spéciales. Il est réservé à des formes graves

Les polyénes sont des fongicides qui agissent sur la membrane du *Candida* en se liant à l'ergostérol, ils ne doivent pas être associé aux dérivés azolés, qui inhibent la synthèse du même ergostérol [47].

Nystatine et amphotéricine B par injection sont précieuses en cas d'émergence de souches résistantes aux dérivés azolés (*Candida krusei, Candida glabrata*) [62].

LES DÉRIVÉS AZOLÉS [62, 63]

Les dérivés azolés utilisable par voie orale sont le kétoconazole, fluconazole [64], et itraconazole, d'autres sont à l'étude (miconazole [66], sulconazole, butoconazole).

Le kétoconazole dispose d'un inconvénient majeur : son hépatotoxicité. Il faut aussi signaler que le kétoconazole est mal absorbé en cas d'hypochlorhydrie gastrique chez les sujets infectés par le VIH, et il est préférable dans ce cas de lui adjoindre un acidifiant pour obtenir des effets systémiques.

Le tableau 9 présente les principes actifs, les formes galéniques, et les posologies des médicaments utilisés pour le traitement des candidoses.

Tableau 9 : les médicaments actuellement utilisés pour le traitement locale de candidose [17]

	Nom commercial	Forme galénique	Dosage	Posologie			Mode d'utilisation
				Nourrissons	Enfants	Adultes	
Nystatine	Mycostatine	Cp enrobé	500 000 UI/CP		2 à 8 CP/j	8 à 12 CP/j	Ecraser les comprimés. Au préalable pour permettre une actions directe du produit sur la lésion.
		Suspension buvable	100 000 UI/dose		10 à 40 doses/j		
		Cp vaginale	100 000 UI/CP			4 à 5 CP/j	
		Crème	100 000 UI/g				Pour le traitement de Perlèche (angler cheimatobias)
		Pastille à saucer [99]	200 000 UI/CP			4 à 5 CP/j	

Amphotéri-cine B	Fungizone	Gélule	250 mg/gel	50 mg/kg H /24	6 à 8 gel/j	En dehors des repas en 2 ou 3 prises
		gelule [102]	250 mg/gel	4 à 8 gélules Par jour à verser dans La bouche	Contenu	
	Fungizone	Suspension buvable	100 mg/ml	50 mg/kg /24 H	1.5 à 2 g/24 H	En dehors des repas en 2 ou 3 prises
		Poudre pour usage parentéral	50 mg/flacon			Par voie intraveineuse en perfusion lente et 1 jour/2
		Lotion aqueuse	3 g/100 ml	2 à 4 application /jour pendant 15 à 20 j	Par jour	
		Solution pour rinçage orale [11]	1 mg/ 5 ml		Rinçage 4 fois/j avec 5 ml	

Flucytosine	Ancotil	Comprimés	500 mg/j	100 mg/kg pendant 15 à	200 mg/kg 30 j		En 3 à 4 prises
Miconazole	Daktarin	Comprimés	125 mg/cp		1à4 cp/j	8cp/j pendant 10 j	A repartir en 3 prises
		Solution injectable	300 mg/amp	10 à 40 mg/kg/jour 0.8 à 1.8 g/j			En perfusion lente 3 f/j
		Gel, lotion, poudre, et pour application buccal	2 g/100g	1 cuillere mesure 4 fois/j			Eviter une déglutition.
Clotrimazole	Trimysten	crème	1 g pour 100 g	Traitement 2 /j pd 2	Fois /j	semaines	
	Mycelex [88]	Tablette à saucer	10-mg		5 fois par	jour	
Itraconazole	Sporanox	Gélules	100 mg/g	2 à 4 j/j			Immédiatement après le repas en une seule fois
		Solution orale topique [105]		200 mg/jour			

Econazole	Pevaryl	Lait dermique	1 g pour 100 g				
		Crème dermique	1 g pour 100g	2 fois /jour			
Econazole		Spray poudre	1 g pour 100 g				
		Spray solution	1 g pour 100 g				
Ketoconazole	Nizoral	Comprimé	200 mg/cp		4 à 7 mg/kg/j	1 à 2 cp/j	Le comprimé et la suspension doivent être absorbés au milieu du
		Suspension buvable	1 mg/goutte		4 à 7 mg/kg/j	200 à 400 mg/j	repas en une seule prise
Fluconazole	Triflucan	gélule	50 mg/gél	1 gél/j pd 7 à 14 j			
		gélule	100 mg/gél				La durée du traitement
		gélule	200 mg/gél	100 mg/jour à 400 mg/j			dépend de la réponse

		Solution injectable	2mg/ml –50 ml		clinique
		Comp pour administration buccale [87, 105]		100 mg/j	

La Mucoadhésivité et les mucoadhèsives

La bio adhésion a été définie par plusieurs auteurs comme l'aptitude d'un matériau (biologique ou synthétique) à adhérer à un tissu biologique pendant une période de temps déterminée.

Depuis plusieurs années [98, 99], la faisabilité de systèmes médicamenteux bioadhésifs est étudiée en détail [100]. L'intérêt de ces nouvelles formes galéniques est le suivant [68] :

1. Prolongation du temps de contact du principe actif avec la muqueuse absorbante, et par conséquent l'augmentation de l'absorption, ce qui améliore la biodisponibilité des médicaments.

2. Augmentation de la concentration locale de principe actif au site d'absorption.

3. Concentration des promoteurs d'absorption et des inhibiteurs des enzymes utilisés pour augmenter la perméabilité du principe actif.

Le mucus

Pour bien comprendre les mécanismes de muco adhésion il faut étudier la couche de mucus impliquée dans ce phénomène. Le mucus est un composé visqueux qui forme une couche protectrice à la surface de l'épithélium de toutes les muqueuses du corps humain y compris la muqueuse buccale.

Les cellules sécrétant du mucus sont localisées dans différents organes du corps comme les glandes salivaires, le larynx, l'intestin, les bronches, la trachée, et les ovaires. Le mucus contient de l'eau (95%), des glycoprotéines (mucine à 5%), et des petites quantités d'électrolytes, des protéines, des lipides, et des muco polysaccharides.

La mucine se compose, comme toute glycoprotéine, d'un squelette protéique à base de sérine, thréonine, proline, sur lequel se greffent des chaînes oligo-saccharidiques qui contiennent : du galactose, de la n acétylgalactosamine, de l'acide sialique, et du fucose (figure 64).

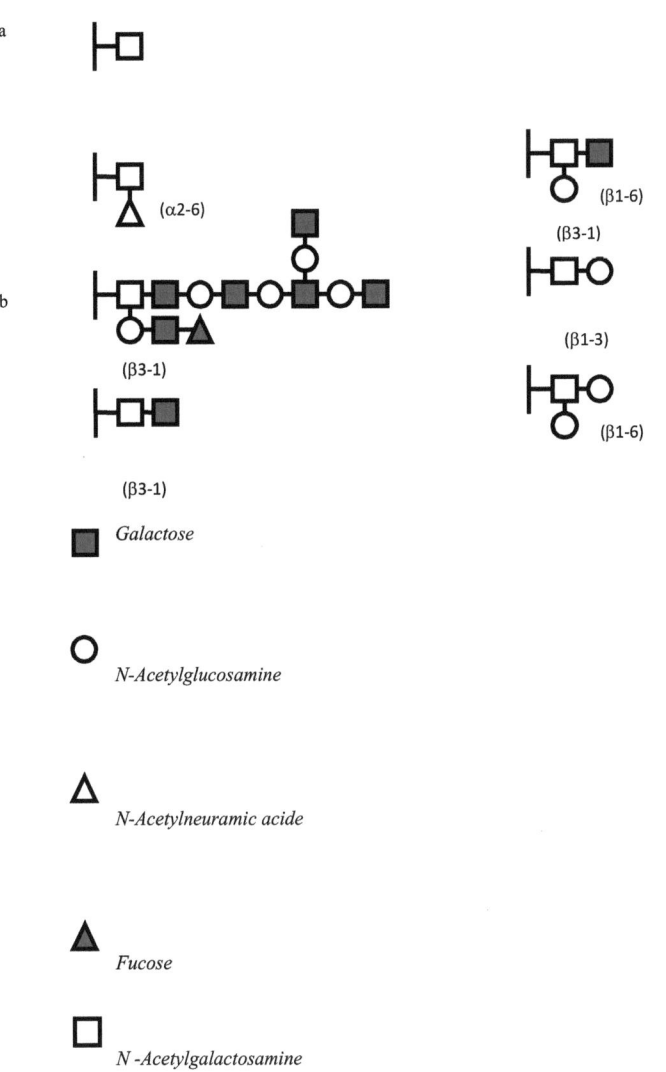

Figure 64 : Les structures des carbohydrates trouvés dans la glycoprotéine de mucus [69]

Le mucus présente l'allure d'un réseau polymérique stable avec des liaisons primaires ou secondaires. Beaucoup de restes terminaux des chaînes oligo-saccharidiques sont des acides sialiques, chargés négativement, de pH >2,8, ce qui transforme les glycoprotéines en poly électrolytes anioniques.

La molécule de mucine peut se comporter comme un poly-électrolyte qui peut absorber une quantité importante d'eau. Une quantité importante de glycoprotéine n'est pas incorporée dans le réseau, mais reste comme une fraction libre qui augmente la viscosité de la mucine.

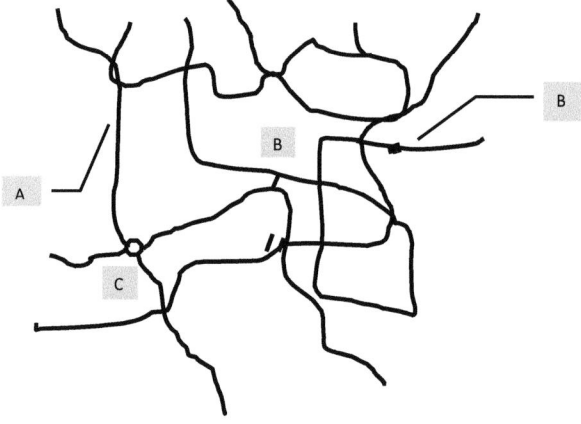

(A) enchevêtrement

(B) associations moléculaires

(C) réticulation permanente

Figure 65 : Représentation schématique du réseau mucosal.

Les théories et les mécanismes d'adhésion

Les mécanismes physiques

Théorie de la fracture [32]

Selon cette théorie, la force de la fracture, qui est égale à la force de liaison adhésive, est responsable de la difficulté de séparation de deux surfaces après adhésion.

Ponchel et al [70], ont proposé une méthode pour l'analyse de ce phénomène. Ils ont utilisé une approche mécanique et un modèle de fracture pour exprimer l'énergie de fracture en fonction de la structure du polymère et de la glycoprotéine.

La force de fracture peut être calculé par l'équation suivante [69] :

$$\delta_F = (\frac{2EG_F}{\pi L})^{\frac{1}{2}}$$

σ_F : force de fracture.

L : longueur critique de fracture quand les deux surfaces sont séparées.

E : module d'élasticité de la couche adhésive.

G_F : énergie de fracture par unité de surface.

Théorie de la diffusion [32, 69, 71, 72]

La diffusion et l'interpénétration des chaînes du polymère bioadhésif et des glycoprotéines du mucus peuvent créer des liaisons adhésives.

Pendant la diffusion des chaînes, un contact intime entre les molécules du polymère bioadhésif et du réseau du glycoprotéines du mucus est établi (figure 66).

Cette interpénétration est réalisée grâce au gradient de concentration, les chaînes du polymère bioadhésif pénétrant à des vitesses qui dépendent du gradient chimique potentiel. Les longues chaînes diffusent avec plus de difficultés que les petites chaînes. La valeur optimum pour le coefficient de diffusion de polymère dans le réseau de glycoprotéine du mucus est de 10^{-10} à 10^{-6} cm^2/s [69].

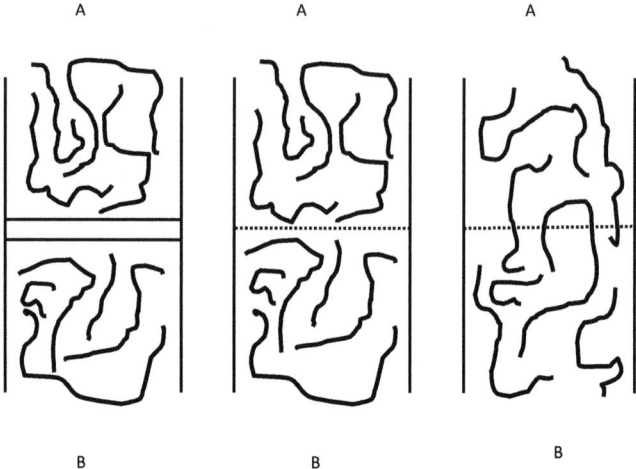

Figure 66 : Modèle moléculaire d'interpénétration des chaînes lors de la bio adhésion du bioadhésif (A) avec le mucus (B).

Théorie du mouillage [69, 71]

Cette théorie est plutôt valable pour les systèmes bioadhésifs liquides ou pâteux. Selon l'équation de Dupré [69] le travail spécifique d'adhésion w_{bt} entre un système bioadhésif (b) et le tissu (t) est égale à la somme des deux tension de surface, moins la tension interraciale γ_{bt}.

$$W_{bt} = \gamma_b + \gamma_t - \gamma_{bt}$$

Il est possible d'exprimer la capacité d'adhésion d'une forme liquide bioadhésive (b) dans un milieu biologique comme l'estomac par exemple (g), par le coefficient d'étalement $S_{b/g}$ présenté dans l'équation suivante :

$$S_{b/g} = \gamma_{gt} - \gamma_{bt} - \gamma_{bg}$$

γ_{gt} : Tension interfaciale entre le contenu gastrique et le tissu.

γ_{bt} : Tension interfaciale entre la forme bioadhésive et le tissu.

γ_{bg} : Tension interfaciale entre la forme bioadhésive et le contenu gastrique

Pour qu'un système matériau-bioadhésif puisse adhérer spontanément à un tissu, il faut qu'il présente un coefficient d'étalement positif.

Plus le mouillage de « l'adhéré » par « l'adhérant » est bon, meilleur est le contact, plus grand est le travail d'adhésion. Par conséquents les défauts du mouillage à l'interface, comme l'existence des bulles d'air, entraînent des pertes de contact, et donc moins d'adhésion.

Les mécanismes chimiques

Théorie électronique [32, 69]

Un transfert d'électron après contact entre le polymère bioadhésif et le réseau de glycoprotéines, peut entraîner la formation d'une double couche de charge électrique à l'interface adhésive.

Cette couche électrique forme des forces d'attraction qui sont responsables de la bio adhésion.

Théorie d'absorption [69, 72]

Cette théorie explique l'adhésivité des formes bioadhésives aux tissus grâce aux forces de Van der Waals [69] qui résultent de la somme des interactions entre les molécules non chargées, contrairement à la force électrostatique qui résulte d'une attraction de molécules des charges opposées.

Les groupements hydroxyles (-OH), carboxyles (-COOH), sulfates ($-SO_4H$) et amines (NH_2) sont les groupements hydrophiles susceptibles de donner des liaisons hydrogènes.

Les facteurs influant le phénomène d'adhésion

Poids moléculaires du polymère [72]

La bio adhésion augmente avec la masse moléculaire jusqu'à un maximum, mais avec un poids moléculaire trop élevé la viscosité augmente, et la diffusion des chaînes est ralentie par l'affaiblissement de la mobilité du polymère [73].

Selon Smart et Kellaway, les meilleurs forces d'adhésion enregistrées avec la carboxyméthylcellulose sodique sous forme de gel sont obtenues avec un poids moléculaire supérieur ou égal à 78600 Da. [72].

Concentration en polymère

Les formes bioadhésives plus ou moins liquides et qui sont trop concentrées en polymère voient leur force d'adhésion diminuer, car les molécules enchevêtrées ne disposent pas de solvant en quantité suffisante et les chaînes nécessaires à l'interpénétration ne sont pas assez nombreuses.

Cependant, Duchêne et Peppas (1988) [74] ont montré que le travail d'adhésion pour les formes solides de bioadhésif augmente avec l'augmentation de la concentration en polymère, le Carbopol, (figure 67).

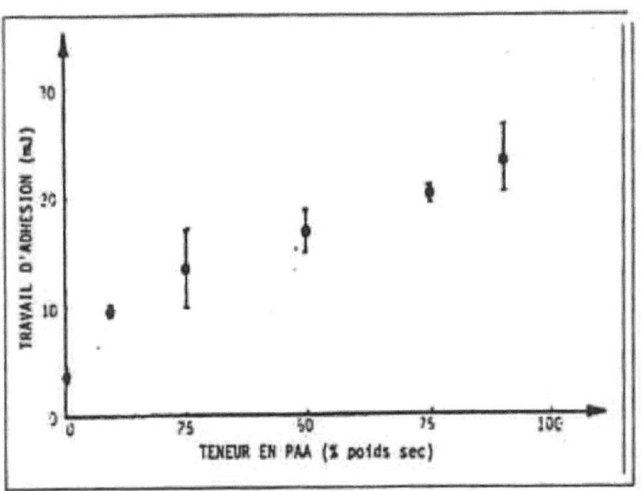

Figure 67 : Variations du travail d'adhésion en fonction de la concentration en poly (acide acrylique) (Carbopol®P) du comprimé bioadhésif [74].

Le temps de contact [74]

Une période est nécessaire pour réaliser le gonflement, indispensable à l'isomérisation des chaînes de polymère et à l'établissement d'un contact moléculaire intime avec les réseaux de glycoprotéines du mucus.

Hydratation en polymère

L'hydratation dépend à la fois de la concentration en polymères et de la présence d'eau [72]. L'interpénétration des chaînes de polymère est plus facile avec plus d'hydratation. Pourtant, une hydratation trop élevée provoque une diminution des propriétés adhésives [74].

De Vries et al (1989) [75] ont testé les effets d'un surfactant sur la mobilisation des chaînes de polymère. Le Brij 96® qui est un surfactant non ionique à été ajouté aux plusieurs mélanges de polymère. Cette équipe a montré que le Brij 96® se comporte comme un plastifiant, en mobilisant les chaînes de l'acide polyacrylique et donc en favorisant l'adhésion.

Nature de la muqueuse [74]

L'examen visuel d'une muqueuse sublinguale de boeuf et d'une muqueuse vaginale de génisse montre les différences existant entre ces deux muqueuses.

Alors que la muqueuse sublinguale de boeuf est régulière et recouverte d'un faible couche de mucus. La muqueuse vaginale de génisse est plus épaisse, irrégulière, et recouverte d'une couche appréciable de mucus. Ces différences morphologiques et structurelles peuvent modifier la force de bio adhésion.

La température [73]

Une augmentation de la température peut accroître la mobilité des chaînes, et accélérer leur diffusion dans le milieu liquide, et favoriser leur gonflement.

Les polymères bioadhésifs

Les polymères bioadhésifs comme (la carboxyméthylcellulose de sodium, carbopol 934, polycarbophil, hydroxypropycellulose, et hydroxypropylméthyl cellulose) sont des substances qui sont utilisées pour la fabrication des mucoadhèsifs car elle peuvent adhérer à la muqueuse buccale et résister à l'effet de la salive et aux mouvements de la bouche (mastication, etc.) [5, 97].

Ils sont naturels ou synthétiques, pouvant adhérer sur les tissus durs ou mous. Ces polymères doivent être non toxiques et non absorbables. Ils doivent adhérer rapidement aux tissus humides et muqueux et permettre une libération contrôlée du principe actif [117].

Les premières formes de mucoadhèsives décrites par Nagai (1981) [76] étaient constituées d'une combinaison de hydroxypropylméthyl cellulose et de carbomer.

Caractères généraux [72] :

Les polymères utilisés en bio adhésion galénique sont peu nombreux, on trouve parmi aux des

- polymères cellulosiques : Carboxyméthylcellulose, hydroxypropyl méthylcellulose, hydroxyéthyl cellulose, et hydroxypropyl cellulose.

- polymères acryliques : acide polyacrylique réticulé (polycarbophil) ou non réticulé (carbopol), acide polyméthylméthacrylique, copolymère d'acide acrylique et d'autres radicaux (butyle acrylate, méthyle méthacrylate).

- polymères naturels : comme gomme adragante.

Pour qu'un polymère puisse posséder des propriétés bioadhésives, il faut qu'il fasse partie de l'une de ces trois catégories :

- Les polymères ayant une haute densité en groupement hydroxyles
- Les polymères ayant une haute densité en groupement carboxyles.
- Les polymères fortement ioniques.

Outre la présence de nombreux groupements carboxylique et hydroxylique. Le polymère mucoadhésif doit idéalement posséder une combinaison de propriétés nécessaires. Ce doit être un polymère de haute masse moléculaire, capable de favoriser l'adhésion par l'enchevêtrement et la formation de liaisons hydrogène. La mobilité de ces chaînes doit également être assez importante pour faciliter leur rapide pénétration dans le substrat.

Classification

Les polymères mucoadhèsifs peuvent êtres classés en trois classes

- Le polymère qui se lie à des récepteurs spécifiques sur les surfaces cellulaires.
- Le polymère qui adhère au mucus par des interactions de nature électrostatique
- Les polymères qui deviennent mucoadhèsifs en les plaçant dans l'eau

Mécanisme de la bio adhésion des acides polyacryliques

Les théories émises sur ce mécanisme font intervenir divers phénomènes comme la présence des liaisons H et ioniques, l'interpénétration mécanique du polymère dans le mucus et la diffusion du polymère gélifié dans le réseau glycoprotéique du mucus (figure 68)

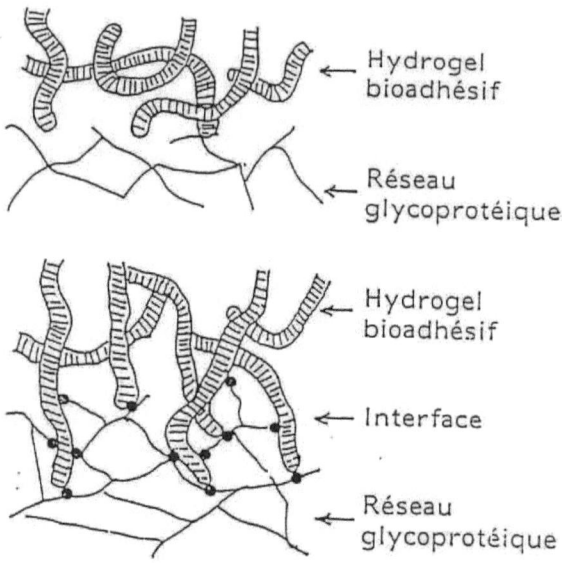

Figure 68 : Schéma de l'interpénétration hydrogel polymérique/réseau glycoprotéique[32].

Les protéines de lait

Les protéines sont des macromolécules constituées par l'association d'acides aminés reliés par des liaisons peptidiques. Du fait de leurs qualités organoleptiques et de leur structure, les protéines sont utilisées dans l'élaboration de nombreux aliments. Les protéines de lait sont plus largement consommées par l'homme et sont bien connues du fait de la facilité de leur isolement.

Les protéines sont contenues à raison de 30 à 35 mg/ml dans le lait, et environ 80% de celles-ci se trouvent sous des complexes macromoléculaires contenant une partie minérale : ce sont les micelles. La partie micellaire est formée en grande partie de caséine associée à des constituants minéraux, en particulier le calcium. Les caséines sont isolables facilement par centrifugation puis précipitation isoélectrique à pH= 4,6. La partie non sédimentable, ou protéines solubles de lactosérum, est constituée de protéines globulaires, la β-lactoglobine et l'α-lactalbumine.

Les concentrés protéiques de lait sont des poudres obtenues à partir du lait de vache cru pasteurisé. Elles découlent des différents progrès réalisés dans la récupération et le fractionnement des protéines, permettant d'obtenir et d'isoler sélectivement les différentes fractions protéiques avec un taux de pureté très élevé. Les seuls traitements appliqués font appel soit à des procédés purement physiques, soit à des procédés de thermo coagulation.

Description

- Forme physique

Poudre blanche ou crème à odeur typique de lait

- Formule développée

Les protéines de lait sont des polymères hydrophiles qui possèdent des propriétés de gonflement par hydratation. Ces protéines résultent de la condensation d'un plus ou moins grand nombre de molécules d'acides aminés conduisant à des chaînes plus ou moins longues, linéaires ou cycliques selon le schéma suivant :

$$H_2N\text{-}CH\text{-}COOH + H_2N\text{-}CH\text{-}COOH + H_2N\text{-}CH\text{-}COOH + \ldots\ldots + H_2N\text{-}CH\text{-}COOH$$
$$\phantom{H_2N\text{-}CH}|\phantom{COOH + H_2N\text{-}CH}|\phantom{COOH + H_2N\text{-}CH}|\phantom{COOH + \ldots + H_2N\text{-}CH}|$$
$$\phantom{H_2N\text{-}CH\text{-}}R\phantom{COOH + H_2N\text{-}CH\text{-}}R'\phantom{COOH + H_2N\text{-}CH\text{-}}R''\phantom{COOH + \ldots + H_2N\text{-}CH\text{-}}R'''$$

$$\text{------>} H_2N\text{-}CH\text{-}CO\text{-}H_2N\text{-}CH\text{-}CO\text{-}H_2N\text{-}CH\text{-}CO\text{-}H_2N\text{-}CH\text{-}CO\text{-}\ldots + nH_2O$$
$$\phantom{\text{------>} H_2N\text{-}CH}|\phantom{CO\text{-}H_2N\text{-}CH}|\phantom{CO\text{-}H_2N\text{-}CH}|\phantom{CO\text{-}H_2N\text{-}CH}|$$
$$\phantom{\text{------>} H_2N\text{-}CH\text{-}}R\phantom{CO\text{-}H_2N\text{-}CH\text{-}}R'\phantom{CO\text{-}H_2N\text{-}CH\text{-}}R''\phantom{CO\text{-}H_2N\text{-}CH\text{-}}R'''$$

La liaison peptidique -CO-NH- constitue le groupement caractéristique de la muco adhésion car ces groupes hydrophiles peuvent former des liaisons hydrogènes jouant un rôle primordial dans la mucoadhésivité.

Fabrication

Les concentrés de protéines totales utilisés dans les formulations sont obtenus, après écrémage et pasteurisation du lait cru, par simple ultrafiltration. Cette technique consiste à filtrer le lait à travers des membranes ayant des pores qui permettent de retenir les molécules de haute masse moléculaire (protéines) tout en éliminant le lactose et les sels minéraux. La re-dilution du retentât obtenu et la poursuite de l'ultrafiltration permettent d'augmenter la pureté protéique. Les protéines ainsi recueillies sont à l'état natif, sans dénaturation, ni modification importante. Les figures (69, 70, 71) donnent le principe de l'ultrafiltration et le schéma de fabrication.

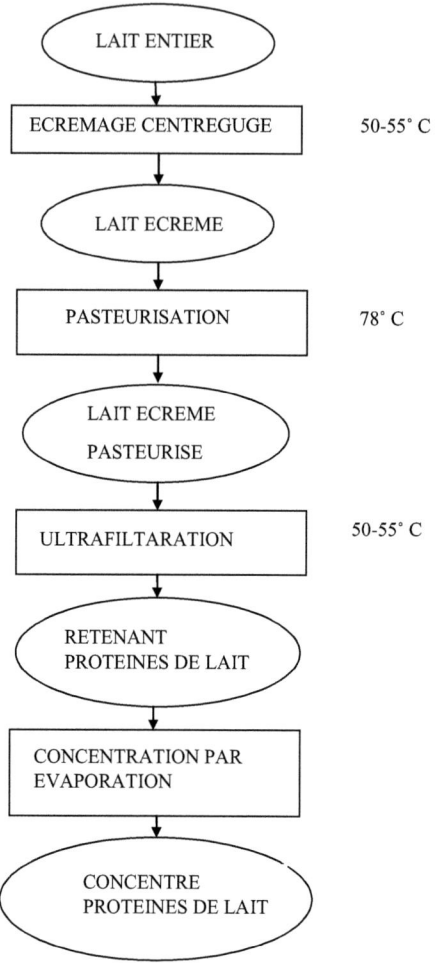

Figure 69 : Schéma de fabrication des concentrats de protéines de lait[120)

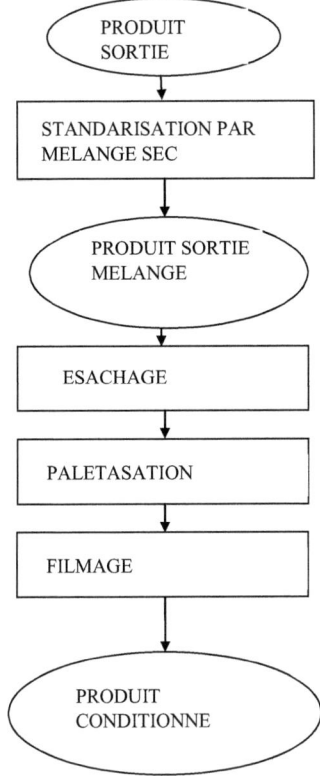

Figure 70 : Suite du schéma de fabrication [120]

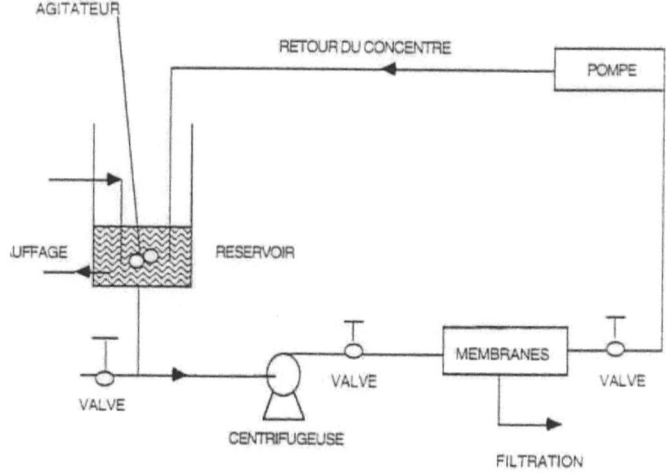

Figure 71 : principe du procédé d'ultrafiltration [120]

Interaction protéine/eau

Les concentrés protéiques forment un réseau pouvant adsorber l'eau, la forme restant entière et une couche gélifiée se développe en surface par interactions protéine eau. Ce phénomène est lié aux propriétés fonctionnelles des protéines.

Les chaînes de protéines du lait entrent en interaction avec la protéine du mucus créant ainsi des liens adhésifs qui durent plus longtemps que ceux crées avec les polymères.

Les Méthodes d'étude de la muco adhésion

L'objectif principal de ces méthodes réside dans la mesure de la force, de l'étendue, et de la durée de l'adhésion d'un polymère à une muqueuse dans le but de :

1. Comprendre les mécanismes d'interaction entre le polymère et son substrat biologique.
2. Étudier la stabilité des formes bioadhésives vis-à-vis des liquides de l'organisme (la salive par exemple).
3. Étudier les paramètres de formulation
4. Classer les différents polymères, et mettre au point des nouvelles formes bioadhésives.

Méthodes in Vitro

Test simple de traction

Ces tests permettent de mesurer le force nécessaire à l'arrachement d'un système bioadhésif à partir d'un support défini. Les appareils utilisés pour ce test sont différents, ils varient selon l'intensité des forces à mesurer (qui peut aller de 0,01 N pour un gels à 1 N pour une forme totalement solide) [74].

Des substrats différents sont utilisés

- artificiel : verre ou Plexiglas avec une solution de mucine
- biologique : muqueuse ex-vivo.

MÉTHODE D'ISHIDA [32,74]

Cette méthode est destinée à mesurer le pouvoir bioadhésif d'une pommade buccale. Elle est constituée d'une plaque de verre de dimension définie que l'on fait glisser sur une épaisseur déterminée de pommade bioadhésive

Cet appareil a été utilisé ultérieurement pour étudier la force d'adhésion d'un comprimé d'insuline de 5 mm (hydroxypropyl cellulose et carbopol) suite à un contact initial de 10 min (figure 72) [77], cette force a été exprimée en gramme.

Ce dispositif est destiné à l'étude de la concentration relative entre les deux polymères bioadhésifs, et de sa relation avec le degré d'hydratation de la muqueuse (membrane péritonéale de souris).

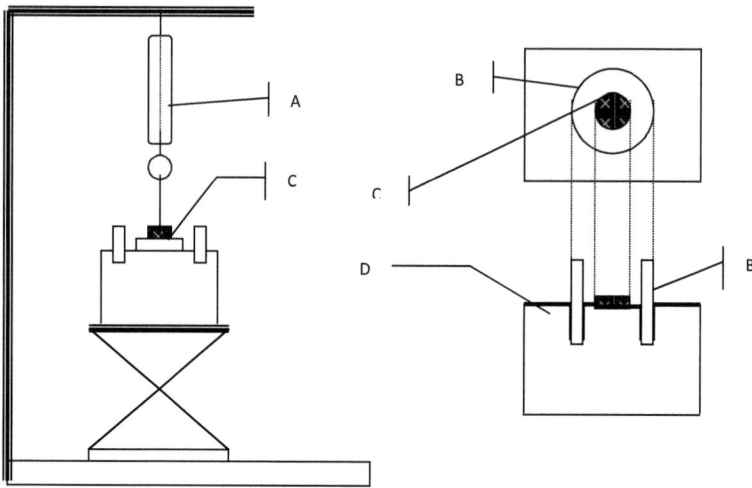

Figure 72 : Dispositif expérimental d'Ishida et al

A : Dynamomètre

B: anneau métallique

C : comprimé mucoadhésif

D : membrane

MÉTHODE DE CHANG ET AL [32]

Dans cette méthode, la muqueuse est fixée grâce à un élastique au sommet d'un support fixe qui baigne dans du liquide. Au-dessus de ce dispositif, un autre fragment de muqueuse est fixé à l'extrémité d'un support mobile à l'aide d'une bague ou joint d'aluminium dans lequel un orifice de 10 mm de diamètre a été percé.

La surface de la muqueuse est recouverte avec un polymère hydraté. La partie inférieure du système est montée jusqu'à ce que la muqueuse entre en contact avec le polymère. Après un contact d'une minute, le support supérieur est remonté à un rythme constant (10 millimètres par seconde).

La bio adhésion est donc évaluée d'après le poids en milligramme nécessaire au détachement complet (figure 73)

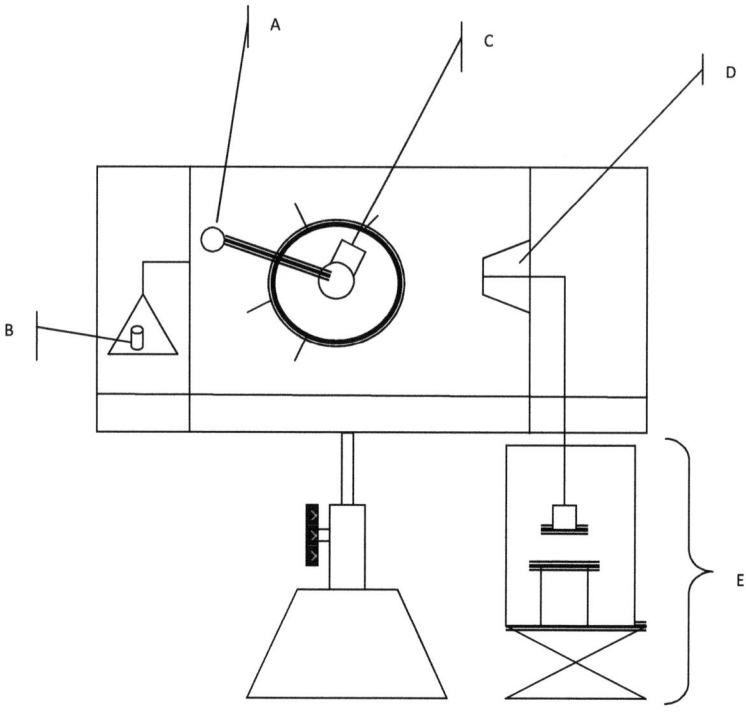

Figure 73 : Dispositif expérimental de Chang et al.

A : Levier

B : poids

C : vernier

D : Indicateur

E : Dispositif présenté ultérieurement dans la méthode de Robinson

MÉTHODE DE ROBINSON [78]

Robinson et Park ont utilisé un système semblable à celui d'Ishida. Ils ont utilisé une muqueuse stomacale de lapin immergée dans une solution d'essai [74].

Une force est appliquée pour arracher le bioadhésif du mucus, cette force étant augmentée de façon constante jusqu'à ce que le contact bioadhésif/mucus soit rompu (figure 74).

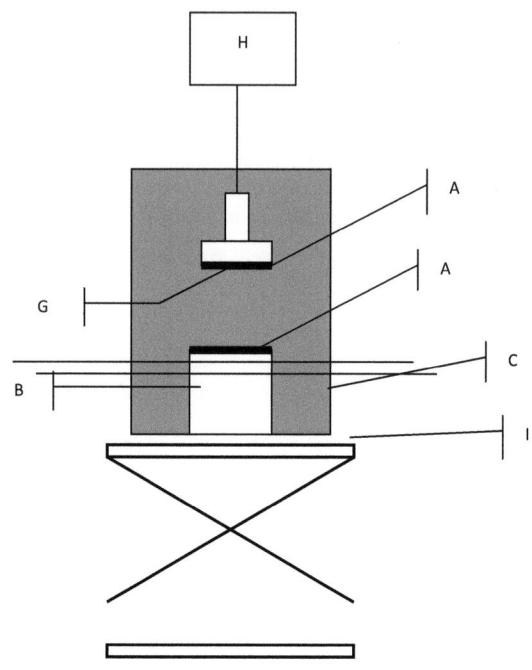

Figure 74 : Appareil de mesure utilisé par Robinson

A : tissu

B : support

C : bêcher

G : bioadhésif hydraté

I : plate-forme mobile

H : microbalance

MÉTHODE DE MARVOLA [79]

Ce système a été présenté par Marvola et al dans le but de mesurer l'adhésion de diverses formes pharmaceutique à l'œsophage. Dans ce cas, il n'est plus question de systèmes bioadhésifs, mais de l'étude d'un inconvénient présenté par certaines formes classiques.

Cette équipe a utilisé de l'œsophage isolé de porc, maintenu dans une solution nutritive de Tyrode à froid. Les deux extrémités de la fraction d'œsophage sont attachées à chaque borne supérieure et inférieure d'un bac organe.

La forme pharmaceutique à tester est accrochée par un fil à une microbalance reliée à un enregistreur. Cette forme est insérée dans la lumière de la section d'œsophage et à l'autre coté de la balance existe un bêcher dans lequel s'écoule de l'eau progressivement (figure 75).

La capacité d'adhésion est liée à la masse d'eau nécessaire pour réaliser un détachement complet de la forme.

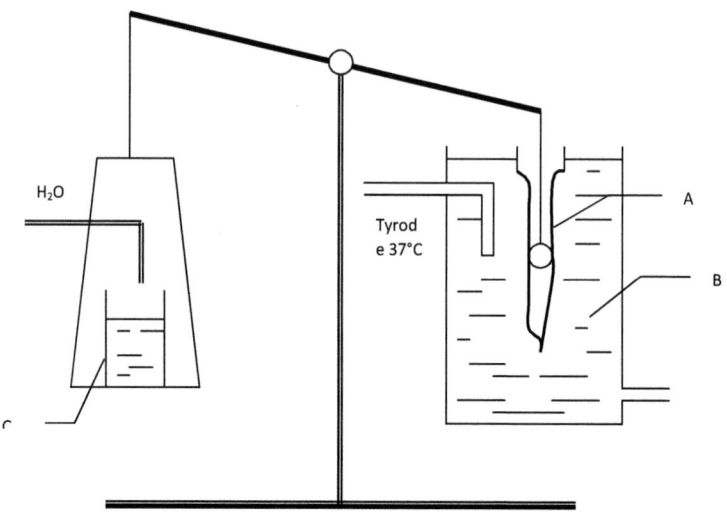

Figure 75 : Schéma du dispositif expérimental de Marvola et al

A : section d'œsophage

B : bain marie

C : bêcher

MÉTHODE DE FORGET [80]

Forget et al [80] ont utilisé un tamis comme surface d'adhésion. Une punaise est collée sur une face du comprimé, et l'autre face est déposée sur cette surface.

Ce système est relié à un flacon vide qui est suspendu à un fil et reçoit de l'eau de façon régulière (figure 76), jusqu'à l'arrachement complèt et le poids de l'eau correspond à la force adhésion

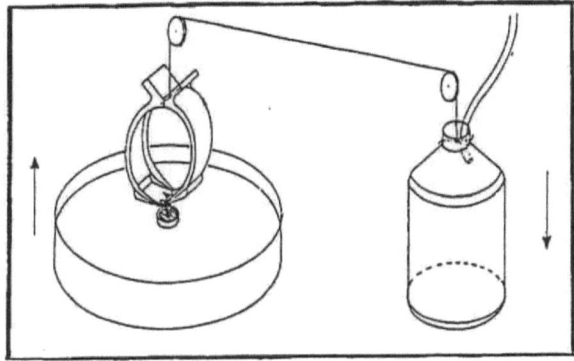

Figure 76 : Schéma représentant la méthode proposée par Forget.

Test de traction et établissement de courbe contrainte/déformation :

MÉTHODE DE GURNY [78]

Gurny et al ont utilisé un appareil d'essai de matériaux (Instron®) pour étudier les systèmes sublinguaux bioadhésifs. Cet appareil se compose de deux disques de plexiglas de 10 cm chacun, qui sont creusés d'une chambre cylindrique. Le polymère à tester est placé entre les deux disques et hydraté par de la salive artificielle pendant 120min.

Les deux disques sont ensuite écartés avec une vitesse constante (0,1 millimètre/minute) jusqu'à l'arrachement. Les résultats sont présentés graphiquement et les courbes (contrainte/déformation) sont enregistrées, et la valeur maximale de module d'élasticité correspond à la force maximale de liaison bioadhésive (figure 77).

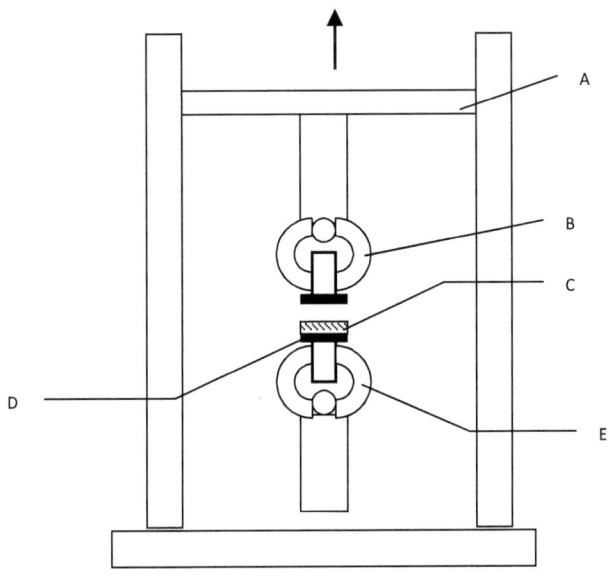

Figure 77 : Méthode de Gurny (appareil INSTRON®)

A : traverse mobile

B : mâchoire supérieure

C : comprimé

D : muqueuse

E : mâchoire inférieure

MÉTHODE DE DUCHÊNE ET PONCHEL [74, 81]

L'équipe de Duchêne et Ponchel a mis au point une technique originale pour mesurer l'adhésion entre un système bioadhésif et une muqueuse.

Ils ont aussi utilisé une machine d'essai des matériaux type "Instron®". Cette machine permet de mesurer simultanément la force donc la contrainte, et l'élongation de l'échantillon, tout au long de l'essai de traction. Il a été alors possible de faire une analyse de type mécanique de la rupture de la liaison bioadhésive.

Cette équipe a utilisé deux types de technique (figure 78) :

- Une méthode dite en milieu sec : elle permet de réaliser un apport contrôlé et faible de liquide destiné à initier le gonflement d'un système bioadhésif déshydraté.

-Une méthode dite en milieu liquide : elle permet l'immersion du système bioadhésif et de la muqueuse en contact dans le liquide d'essai.

Les muqueuses utilisées dans cette méthode ex-vivo sont des muqueuses buccales et vaginales bovines.

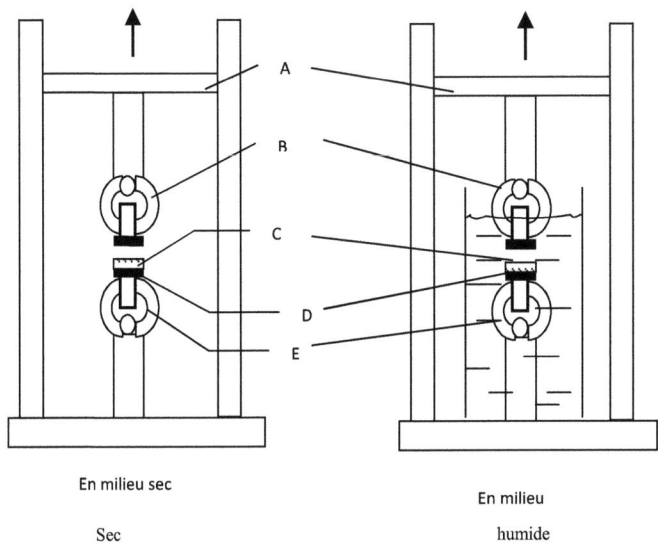

Figure 78 : Méthode de Duchêne et Ponchel

A : traverse mobile

B : mâchoire supérieure

C : comprimé

D : muqueuse

E : mâchoire inférieure

Méthodes utilisant une sonde moléculaire [79]

Cette méthode a été décrite par Park et Robinson (1984) [82]. Elle consiste à mesurer le changement de viscosité membranaire des cellules mises en culture à partir de la variation du spectre de fluorescence d'une sonde moléculaire (le pyrène) qui a été incorporée à la bicouche lipidique de la membrane.

Ces changements de viscosité sont produits lors du contact entre les cellules et les polymères adhésifs, l'adhésion du polymère à la surface des cellules donnant lieu à ces modifications de viscosité.

Cette méthode a permis à Park et Robinson d'effectuer un classement entre divers polymères adhésifs en fonction de leur capacité à augmenter la viscosité, tout en admettant que cette augmentation de la viscosité est due à la liaison de polymères.

Méthodes in vivo

La première méthode d'étude *in vivo* est présentée par Chang et al [32], afin d'étudier le transit gastro-intestinal de microgranules bioadhésifs.

Les microgranules marqués sont introduits dans l'estomac de rats anesthésiés, à des intervalles de temps déterminés. Les animaux sont sacrifiés et les estomacs et les intestins sont prélevés et découpés en segments réguliers. La muco adhésivité est mesurée pour chaque partie du tractus gastro-intestinal.

Peppas et al [78] ont proposé des techniques qui permettent d'évaluer l'influence de divers facteurs physico-chimiques sur la muqueuse intestinale de rat. Après l'application d'une quantité déterminée de microgranules bioadhésives, un courant de liquide tamponné est mis à circuler entraînant une certaine perte de particules et le pourcentage de particules restant sur la membrane intestinale caractérise les propriétés bioadhésives du système testé.

Les formes pharmaceutiques muco adhésives administrées par voie buccale

La muqueuse buccale a retenue l'attention comme voie d'application des systèmes mucoadhèsifs, à cause de son accessibilité, de sa robustesse, de ses caractéristiques d'absorption (bonne vascularisation), et de l'absence de premier passage hépatique.

Une préparation mucoadhésive devra, dans l'optique d'une utilisation pratique, présenter l'ensemble des caractéristiques suivantes [83] :

- Hydratation rapide permettant une muco adhésion immédiate sous une faible pression [84].
- Mucoadhérence modulable dans le temps.
- Cohésion suffisante en regard de l'activité érosive du flux salivaire et des frottements divers.
- Dimension telle que la préparation n'entrave pas, par sa présence, le bon déroulement des fonctions physiologiques propres à la cavité buccale.
- Fabrication simple, reproductible pour les études comparatives.
- Absence de toxicité.

La figure (79) montre divers types de formes galéniques destinées à l'administration par voie buccale et orale.

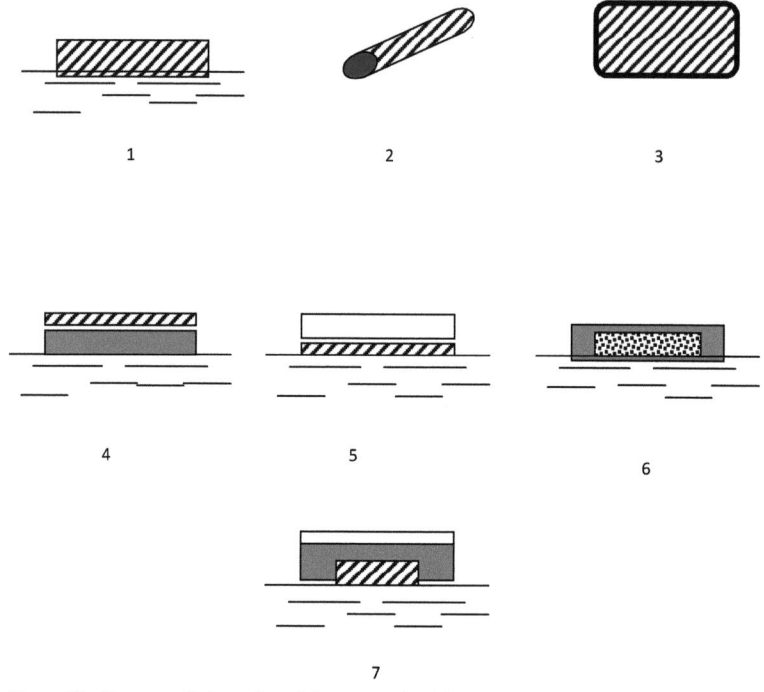

Figure 79 : Formes galéniques bioadhésive destinées à la voie buccale et orale classiquement rencontrées dans la littérature [(1, 2, 3, 4, 5, 6) comprimés matriciels, (2) cylindre polymérique].

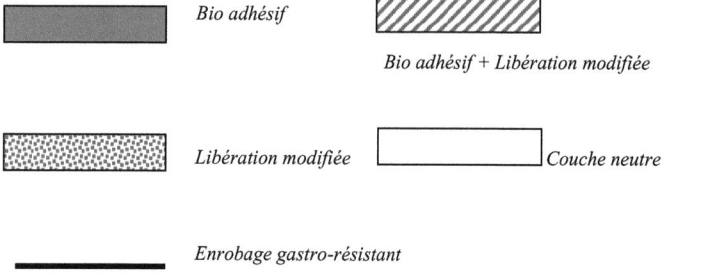

Conclusion

Le traitement actuellement proposé de la candidose buccale consist en bains de bouche répétées ou l'application, à raison de 4 fois par jour, d'un gel buccal. Toutes ces formes d'application sont lourdes et peu efficaces, car le rinçage salivaire constant de la bouche fait chuter la concentration locale des médicaments de façon considérable [85], d'où la nécessité du développement de nouvelle forme capable de libérer le principe actif de façon continue dans la cavité buccale.

Plusieurs tentatives sont décrites dans la littérature, Rassing et Pedersen 1991 [66] ont proposé un chewing gum qui contient du miconazole. Une autre méthode a été suggérée par Medlicott et al en 1999 [86] : il s'agit d'un film fixé sur la dent permettant une libération prolongée de chlorhexidine.

Ces dernières années, plusieurs études sur l'utilisation des systèmes bioadhésifs sont apparues. Le comprimé mucoadhésif est un système bien adapté au traitement topique des maladies buccales, y compris la candidose. Ce comprimé est facile à appliquer, et peut assurer une libération prolongée du principe actif dans la cavité buccale, ce qui permet de lutter contre le rinçage salivaire, et de conserver une concentration efficace du médicament, avec une dose largement inférieure à celle des autre formes d'administration [87].

Chez les patients atteints de candidose buccale, la prise réitérée de miconazole est d'autant plus contraignante qu'ils sont déjà polymédiqués. Il en résulte un risque accru d'abandon du traitement antifongique. Le traitement de cette infection est pourtant primordial car la gêne et les douleurs qu'elle provoque ont un retentissement sur l'appétit conduisant à une malnutrition, une perte de poids et une déshydratation [88].

Notre étude a pour objectif de développer qu'un comprimé mucoadhésif de miconazole, qui assure une diffusion permanente du principe actif dans la cavité buccale permettant l'espacement des prises et une amélioration de la compliance.

Ce développement nous conduit vers les quatre axes principaux de recherche :

1- Etudier la cinétique de dissolution et de libération de plusieurs formulations galéniques de comprimés mucoadhèsifs de miconazole, afin de déterminer celle qui assure une courbe de libération correspondant à nos objectifs, autrement dit, une libération lente et prolongée du miconazole.

2- Evaluer l'activité antifongique de ce comprimé vis à vis des levures de *Candida albicans*.

3- Mesurer son pouvoir mucoadhésif.

4- Valider la formulation choisie par une étude clinique, qui permettra de déterminer la pharmacocinétique salivaire du miconazole à partir du comprimé développé.

Deuxième partie : DEVELOPPEMENT DU COMPRIME MUCO-ADHESIF DE MICONAZOLE

1 Objectif de l'étude

Les candidoses orales y compris les atteintes gingivales et parodontales sont fréquentes au cours de l'infection à VIH. Hermant et al en 1997 [54] ont réalisé des prélèvements gingivaux de 76 patients séropositifs au VIH, et ont montré que dans 46 cas (soit 60.8%), la présence d' infections buccales dont 93% ont pu être identifiées comme étant des *Candidas*, et majoritairement (82.6%) des *Candidas albicans*. cf. tableau 10.

Tableau 10 : Les agents pathogènes trouvés dans la bouche de 46 malades (VIH) atteints par des mycoses buccale [54].

LEVURES IDENTIFIÉES	NOMBRE DE PATIENTS
Candida albicans	38
Candida Krusei	3
Candida tropicalis	1
Candida kefyr	1
Geotrichum	1
Torulopsis glabrata	1
Torulopsis species	1

Parmi les différents types de pathologies buccales (*Candida albicans*, xérostomie, gingivites, etc.), la plupart sont traitées par un traitement topique local [101]. Plusieurs formulations sont utilisées pour la prévention et le traitement de ces maladies, comme les bains de bouche liquides, des gels semi solides et des comprimés [102, 103].

De multiples problèmes ont été rencontrés lors du traitement local de ces maladies, comme le temps limité de la rétention des dispositifs pharmaceutiques, et l'effet du rinçage salivaire. La combinaison de ces deux phénomènes ne permet pas de garder une concentration efficace de principe actif dans la salive.

Pour pouvoir prolonger le temps de résidence du principe actif dans la cavité buccale, Pederson et Rassing (1990) ont proposé un chewing-gum chargé en miconazole. Ils ont étudiés la libération du miconazole *in vitro*, dans une solution tampon pH 7,9 proche du pH salivaire. Les résultats n'ont pas été encourageants puisqu'ils sont arrivé au meilleurs des cas, à une concentration du miconazole de moins de 0.5 µg.ml, en dessous de la limite de détection de leur méthode analytique, ce qui aussi est loin de la CMI (Concentration Minimale Inhibitrice) du miconazole décrit dans la littérature.

Une solution alternative au chewing gum peut être la création des formes muco adhésives. Durant ces dernières années plusieurs études ont été consacrées au développement des nouvelles formes muco adhésives [97, 98, 99], utilisées soit pour une action générale systémique soit pour une action locale.

Notre étude a pour objet de développer un comprimé mucoadhésif contenant un antifongique, destiné au traitement local du *Candida albicans*, afin de diminuer le rythme d'application en comparaison avec les formes pharmaceutique traditionnellement utilisées (gel, bain de bouche, tablettes. etc.) . Ce comprimé doit permettre d'obtenir une concentration salivaire plus élevée et constante du principe actif pendant au moins 12 h, de lutter contre l'effet du lavage salivaire, et de diminuer la dose administrée.

Pour arriver à ces fins, la forme doit s'accorder avec le cahier de charge suivant :

Libération lente

Le comprimé devrait libérer l'antifongique de façon lente et continue. Avec une libération rapide on obtient une action proche de l'action du gel classiquement utilisé (concentration très élevée pendant une heure au maximum), suivi par une concentration inférieure à la concentration minimale inhibitrice (CMI). Figure 80 [7].

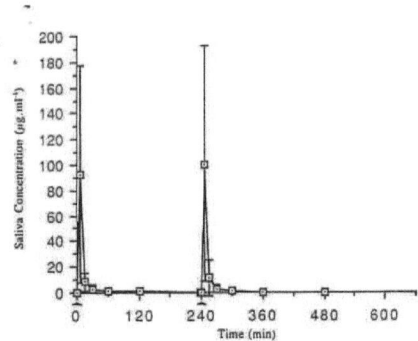

Figure (80) : Concentration salivaire en miconazole, suite à des administrations répétées tout les 4 heures de 60 mg de miconazole sous forme d'un gel (Daktarin®) [4]

Cette libération rapide du principe actif ne permet pas de maintenir une concentration salivaire supérieure à la CMI pendant une période suffisante pour un traitement efficace contre le *Candida*.

Par contre, un comprimé mucoadhésif semble être bien adapté pour arriver à cet objectif, Bouckaert et al [7], ont étudié la concentration salivaire en miconazole suite à l'application d'un comprimé mucoadhésif à base de miconazole (Figure 81) [7]. Les résultats sont intéressants car ils montrent que l'on peut garder un taux supérieur à la CMI durant au moins six heures.

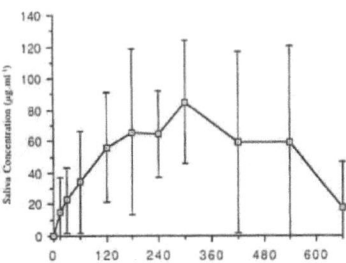

Figure 81 : Concentrations salivaires moyens en miconazole suite à l'application d'un comprimé mucoadhésif à base de miconazole [7]. (Ecart type = 15).

Dans cette figure on remarque une variabilité importante, ce qui peut être expliqué par les différences interindividuelles concernant la sécrétion salivaire, et la difficulté de réaliser des prélèvements standard dans ce milieu.

Khanna et al 1997 [24], ont pu obtenir une concentration salivaire efficace d'un autre produit azolé (le clotrimazole), suite à une administration d'un comprimé mucoadhésif contenant ce principe actif chez des volontaires sains. Pendant plus de 6 heures, cette concentration reste élevée même si le comprimé est complètement désagrégé. Ce phénomène s'explique apparemment par le stockage du clotrimazole dans la muqueuse et sa libération après la disparition du comprimé (effet réservoir de la muqueuse). Cet effet réservoir est très intéressant car il permet de prolonger la durée de la présence de l'antifongique dans la bouche même après disparition du comprimé mucoadhésif. Ils ont également montré l'intérêt d'un comprimé mucoadhésif en comparaison avec un comprimé à sucer contenant la même quantité de principe actif. Le tableau 11, et la figure 82 présentent les concentrations salivaires suite à l'administration de chacune des formes.

Tableau 11 : Paramètres d'un comprimé mucoadhésif et un comprimé à sucer suite à une étude in vivo chez des volontaires sains [24]

Formulation	Temps d'adhésion/d'agrégation (min)	C_{max} ($\mu g.ml^{-1}$)	t_{max} (min)	$T^{>CMI}$ (min)	SSC (mg.min.ml^{-1})
Comprimé mucoadhésif	166,2 (34,5)	75,9 (16,7)	125 (22,5)	351,2 (15,8)	4621,7 (943,2)
Comprimé à sucer	15,7 (4,8)	21,3 (4,4)	6,7 (4,1)	174,5 (15,9)	2721,0 (498,7)

C_{max} : Concentration maximum obtenue

t_{max} : Temps écoulé avant atteindre la concentration maximum

$T^{>CMI}$: Temps où la concentration salivaire est supérieure à la CMI

SSC : Surface sous la courbe

Le tableau 12 montre que, en cas d'administration d'un comprimé mucoadhésif, le temps de présence dans la cavité buccale du dispositif est dix fois supérieur à celui obtenu avec un comprimé normal. Le t_{max} est plus tardif, et la concentration supérieure à la CMI est maintenue plus longtemps.

La figure 82 montre qu'avec un comprimé à sucer, on obtient rapidement un pic de concentration élevé de clotrimazole qui décroît rapidement pour disparaître au bout de 4 heures d'administration. Avec le comprimé mucoadhésif, le pic est atteint 3 heures après l'administration, et le principe actif reste présent dans la salive au delà de 6 heures.

Dans une étude similaire Minghetti et al [104] ont pu garder une concentration efficace de l'acitretin pendant près de 9 heures.

La première caractéristique du comprimé à développer concerne la libération du principe actif, qui devrait être lente et continue pendant au minimum 12 heures, ce qui nous permet d'envisager deux application journalier du dispositif à développer.

L'optimal serai d'avoir un comprimé qui continue à libérer l'antifongique pendant 24 heures, mais en pratique, il serait difficile d'assurer l'adhésion de ce comprimé dans la bouche durant une période si longue. Une libération pendant 12 heures est donc suffisante.

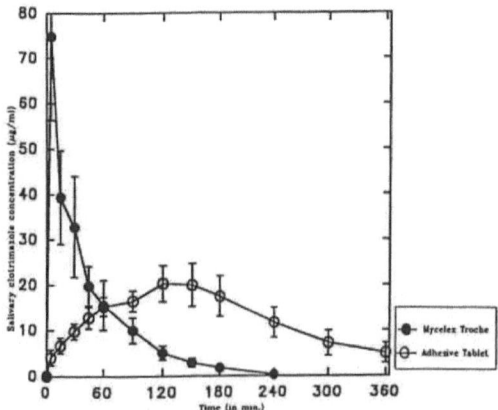

Figure (82) : Concentrations salivaires moyennes en clotrimazole suite à une administration de deux formes différentes de clotrimazole (tablette à sucer, comprimé mucoadhèsif) [24].

• *Comprimé à sucer*

° *Comprimé mucoadhésif*

Adhésion

Le comprimé doit être capable d'adhérer à la muqueuse buccale tout au long de la période d'application qui est au moins de 12 h (afin d'avoir au maximum deux prises par jours).

Il serait préférable que ce comprimé soit désagrégé au terme de ces 12 heures

Efficacité antifongique

L'antifongique libéré doit être microbiologiquement efficace contre le *Candida albicans*. Le temps de contact entre le principe actif et le *Candida* est la clé de cette efficacité [107]. La concentration de l'antifongique doit être supérieure ou égale à la CMI, l'objectif étant de garder cette concentration à ce niveau le plus longtemps possible, et de lutter contre l'effet du rinçage salivaire.

Utilisation

Enfin il est impératif puisqu'on parle des caractéristiques idéales du comprimé à développer de préciser quelques détails qui sont aussi important que ceux qu'on vient de mentionner, et qui ont des effets sur l'acceptabilité et la tolérance de cette forme..

Irritation

Le comprimé ne doit provoquer aucune irritation.

1. physique : la forme de comprimé doit être adaptée aux particularités anatomiques et physiologiques du site de l'application.
2. chimique : les composants ne doivent pas agresser la muqueuse buccale, ni interférer avec le fonctionnement des organes existants dans la bouche tel que les glandes salivaires, les bourgeons de goût. etc.

L'antifongique choisi ne doit pas avoir d'effets chimique, sur les substances fréquemment utilisées pour la fabrication des prothèses dentaires (amalgames, titane, résines, etc.). De même ces substances ne doivent pas interférer avec le fonctionnement du dispositif développé.

Facilité d'application

Ce mode d'administration nécessite la participation active et totale du patient, il est donc important que l'application soit aisée, et qu'elle ne demande pas de procédures compliquées et astreignantes.

Pour que le comprimé soit accepté par le patient, son goût doit aussi être agréable, et le masquage de goût est impératif.

Vu les conditions douloureuses au cours de l'atteinte par la candidose buccale, l'existence dans le comprimé d'un agent anesthésique local pourrait aussi être envisagé.

Dans le même ordre d'idée, il faut diminuer le rythme d'administration. L'idéal serait donc d'avoir une prise unique diurne, la prise nocturne étant discutée, car potentiellement, elle pourrait faciliter les fausses routes lors du sommeil des patients en cas de décrochement du système bio adhésif

Lieu d'application

Le lieu d'application doit être facilement accessible par le patient car c'est lui qui doit s'appliquer le dispositif.

Formulation

L'objectif de notre étude est la mise au point d'un comprimé destiné à contenir un antifongique (imidazole et/ ou polyène), dans le but de lutter contre le *Candida albicans*, en particulier chez les patients atteints de SIDA [110].

La forme « comprimé » a été retenue car, tout en respectant les impératifs du cahier de charge, elle présente de nombreux avantage :

1. Le recours à la forme sèche permet de s'affranchir des problèmes de surhydratation lors de l'application
2. La reproductibilité de la forme autorise la comparaison des résultats, que ça soit pour l'étude de la libération, ou de l'adhésion (forme standard).
3. Les paramètres de dureté et de granulation permettent, selon leur valeur, de moduler les caractéristiques mucoadhèsives des comprimés

Ce projet était au départ axé vers le développement d'une formulation contenant deux antifongiques,

Le comprimé à développer doit alors contenir les éléments suivants :

1. antifongiques.
2. Un agent adhésif (provoquant la mucoadhèsion).

choix de l'antifongique

Les antifongiques n'étant que fongistatiques *in vivo*, Il est tentant d'associer deux produits afin d'obtenir une action au moins additive voire synergique. Outre une plus forte action antifongique, l'intérêt d'une association peut résider dans le cumul de propriétés pharmacocinétiques différentes, dans la suppression de l'émergence d'un mutant résistant, dans la diminution de la toxicité par réduction de la posologie.

Toutefois une association n'a pas toujours un effet antifongique renforcé. Les tests *in vitro* ou chez l'animal montrent que l'association de l'amphotéricine B + 5FC est souvent bénéfique vis-à-vis des levures. Mais pour certains l'association reste favorable vis-à-vis de certaines souches résistantes à la 5FC. L'association 5FC + imidazole est indifférente ou additive. Par contre *in vitro* il existe souvent un antagonisme entre tous les imidazoles et l'amphotéricine B (polyène).

L'effet des associations a surtout été étudié vis-à-vis des levures et des champignons filamenteux. Les deux molécules doivent être présentes au site de l'infection pour exercer leur effet. Le meilleur exemple d'association bénéfique est représenté par amphotéricine B + 5FC dans les méningites à cryptocoques. Le bénéfice de cette association n'est pas formellement établi dans les infections candidosiques et encore moins dans les infections aspergillaires.

La possibilité d'antagonisme entre les imidazoles et l'amphotéricine B démontrée *in vitro* et *in vivo* doit être gardée en mémoire lors de l'utilisation d'un imidazole à titre prophylactique chez le sujet immunodéprimé. Si malgré cette prévention une mycose viscérale ou septicémique se produit, le traitement par les polyènes risque d'être moins efficace même si l'imidazole est arrêté.

Des effets bénéfiques ont pu être démontrés *in vitro* et *in vivo* entre l'amphotéricine B et divers antibiotiques, dénués par eux-mêmes d'action antifongique telle la rifampicine. Ces effets n'ont pas été confirmés chez l'homme et cette association semble à éviter.

Il a été clair aussi que cette association va compliquer le développement galénique du comprimé (deux principes actifs à étudier et à tracer à chaque fois. Il a été décidé de simplifier l'étude et de se limiter à un seul antifongique dans le comprimé à développer.

Le choix d'un antifongique répond aux même critères que celui des autres agents anti-infectieux: établissement de la responsabilité du champignon isolé, connaissance de la sensibilité du micro-organisme en cause, histoire naturelle de l'évolution de la mycose et état immunitaire du sujet permettant de choisir un produit topique ou systémique. Les autres critères de choix sont la toxicité du produit, la diffusion au site de l'infection, le risque de mutation, la facilité d'administration et le prix du traitement.

Entre la nystatine et le miconazole, le choix s'est porté finalement sur le miconazole qui présente un coût moins élevé, qui est beaucoup moins toxique que la nystatine, et dont la manipulation galénique est plus facile (cf. tableau 12).

Tableau 12 : Critères de choix de l'antifongique.

Avantages/Inconvénients	Miconazole	Nystatine
Caractère organoleptique	Blanc pas de goût particulier	Jaune, goût amer
Absorption au niveau du tube digestive	Peu absorbé	Pas absorbé
Formulation au niveau du laboratoire	Avancée	A revoir
Formes déjà décrites	Gel buccal Etudes sur bioadhésifs publiées par Baukeart et al	Echec de la société Alza Pas de forme décrite sous forme bio adhésive

L'agent Adhésif

Les protéines de lait étant des substances naturelles, sont donc mieux acceptées par les tissus buccaux. C'est pour cela qu'elles ont été choisies comme agent adhésif au détriment des polymères classiquement utilisés.

Les concentrés de protéines totales de lait, lorsqu'il sont granulés, permettent d'obtenir des comprimés qui s'hydratent lentement par captation d'eau et gonflement. L'addition d'amidon et d'hyroxypropylméthylcellulose en faible proportion renforce le réseau formé. La proportion de concentrés protéiques au niveau de la formulation doit être relativement importante de manière à permettre la formation du réseau protéique et le développement de ses propriétés fonctionnelles. Toutefois, les concentrés protéiques fournissent des comprimés de faible dureté. Il est donc nécessaire d'utiliser un pourcentage de protéine judicieux, favorisant la formation du réseau sans apporter d'influence négative sur la compression.

Formule de départ

C'est pour tout cela qu'il a été finalement décidé de simplifier le projet et de se focaliser sur la formulation d'un comprimé antifongique à base de miconazole, avec les protéines de lait comme agent adhésif.

Une formulation type ne peut s'appliquer à tous les principes actifs. Néanmoins, il est possible de définir une base de formulation.

La formule de départ est la suivante pour un comprimé de 100 mg :

Miconazole Base[5]	80%	(Principe actif)
Protéine de lait (LR85F)[6]	13.12%	(agent adhésif)
HPMC (metolose®®)[7]	6.56%	(agent adhésif de gonflement)

---

[5] Herpatex

[6] Armor Protein., Bretagne, France

[7] Shin-Etsu Chemical Co., Tokyo, Japan

Stéarate de Magnésium[8]   0.16%   (lubrifiant)

Aerosil   0.16%   (agent de découlement)

Cette formule n'est pas définitive, et sera modifiée au fur à mesure de notre expérimentation, afin d'obtenir une formule optimale.

---

[8] Lambert Rivière

Expérimentation

Le développement du comprimé passe par trois étapes essentielles :

*Etudier la force d'adhésion du comprimé

**Etudier la libération du Miconazole à partir du comprimé mucoadhésif et assurer une libération lente, ce qui correspond à notre objectif final (deux prises quotidiennes)

***Etudier l'efficacité anti-*Candida* du principe actif libéré.

L'adhésion

Etude In vitro de l'adhésion :

La méthode utilisé pour mettre en évidence cette adhésion doit être objective et réutilisable *in vitro*.

L'étude de l'adhésion n'est pas simple. En effet, il n'existe pas une méthode standard pour la mesure des forces d'adhésion. Myazaki et al (2000) ont étudié la force d'adhésion in vitro et in vivo d'un comprimé à base de peptone et d'HPMC (hydroxypropyl méthylcellulose), et ont montré que les valeurs de la force maximum d'adhésion dépendait de la force initiale appliquée, et du type de muqueuse ou de la surface d'adhésion utilisée [106].

Les données de l'étude menée par Khanna et al [24] nous permet néanmoins de dire que la force d'adhésion *in vitro* peut être représentative du temps d'adhésion *in vivo*, et que cette force d'adhésion est elle-même proportionnelle à la quantité du substances adhésive intégrées dans le comprimé. Cette équipe a préparé trois formules (X1, X2, X3) avec des quantités croissants d'agent adhésif ,le Carpobol 974 (tableau 13), et a étudié leur propriétés adhésives *in vitro* et *in vivo*, pour un poids de comprimé final de 200 mg. Ces résultats sont présentés dans la figure 83.

Tableau 13 : La composition de différents comprimés mucoadhèsifs [24]

N° de Série	composition	Poids en mg		
		X1	X2	X3
1	Clotrimazole	10	10	10
2	HPMC-K4M	95	90	85
3	CP-974P	05	10	15
4	Mannitol	50	50	50
5	PEG-6000	40	40	40

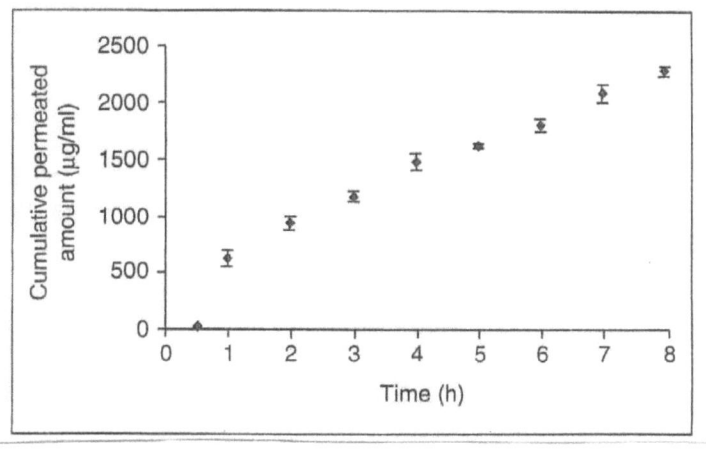

Figure 83 : La performance bio adhésive de différents comprimés mucoadhèsifs [24]

Le temps d'adhésion avec le Carpobol 934 est proportionnel à son taux dans le comprimé. Ceci peut nous permettre de choisir le Carpobol 934 comme référence pour l'étude d'adhésion *in vitro*.

La muqueuse buccale dispose des certaines caractéristiques qui sont difficiles à reproduire dans notre modèle expérimental pour l'étude d'adhésivité, telles l'existence de la muqueuse, du flux salivaire, et des mouvements de la bouche (parole, mastication, etc.), mais une telle étude reste indispensable pour le choix de la substance adhésive, et la mise en valeur de ses capacités adhésives.

Il n'existe pourtant pas une force d'adhésion standard que nous devrions atteindre, ou que nous puissions convertir en temps d'adhésion dans la bouche, mais les mesures des forces d'adhésion vont nous permettre de comparer les substances adhésives et d'estimer qu'une substance est plus adhésive que l'autre. Pour cela il faut définir un protocole standard de mesure.

La mesure de la force d'adhésion d'un comprimé peut être réalisée à l'aide du texturometre, qui est une machine capable de mesurer la force nécessaire pour arracher un comprimé adhésif d'une surface d'adhésion qui dispose des caractéristiques standards, nous allons détailler cette machine plus tard.

Le pouvoir adhésif des protéines de lait :

Le développement d'un protocole a été réalisé adoptant une des premières méthodes décrites dans la littérature : test simple de traction. La force nécessaire pour arracher un comprimé collé sur une surface standard d'adhésion a été mesurée à l'aide d'une machine spécialement conçue, le texturometre, (figure 84).

Le texturometre

Le texturometre est un appareil servant à mesurer la texture d'un produit semi solide ou d'un solide. Cet appareil a été utilisé pour mesurer la force nécessaire pour arracher un comprimé collé sur une surface donnée. La résistance de ce comprimé, présentée par ce que nous appellerons le « travail négatif », représentera la force d'adhésion de ce comprimé sur cette surface.

Cet appareil se compose essentiellement d'un bras mobile, dont le mouvement est commandé par deux commandes manuelles (figure 85), et par un ordinateur sur lequel le texturométre est connecté (figure 86).

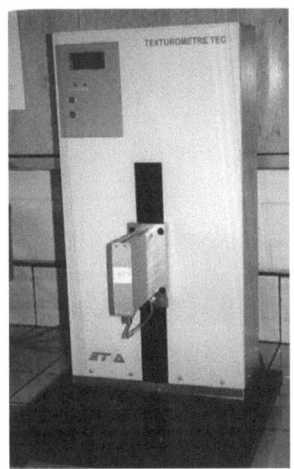

Figure 84 : Le texturometre

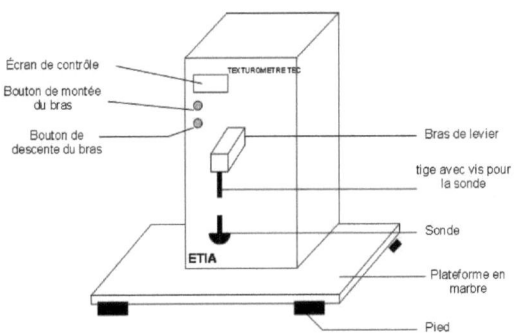

Figure 85 : Schéma du texturométre

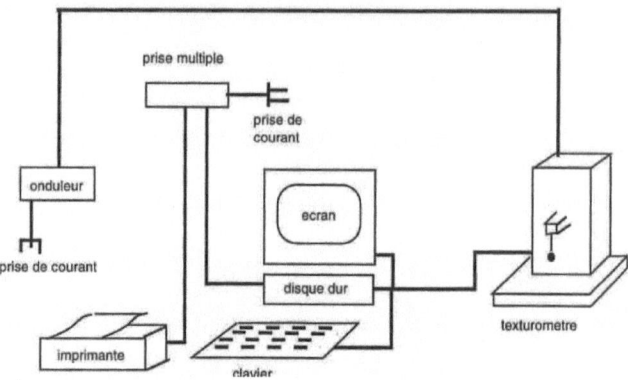

Figure 86 : schéma de la connexion de l'appareil

Le bras est destinée à accueillir une sonde : il en existe plusieurs types : semi sphérique, cylindrique, et sonde moletée plate pour comprimé figure 87

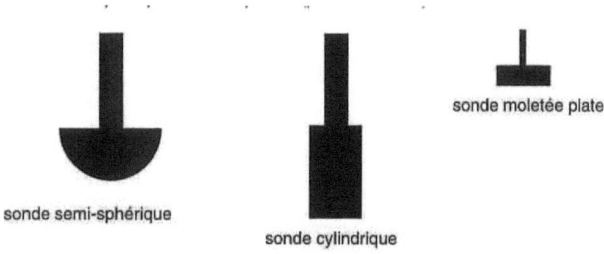

Figure 87 : Les sondes utilisées

Un capteur de force étalonné est placé dans le bras de levier. Deux capteurs sont disponibles, 20, et 100 Newton. Le capteur 20 N sera utilisé dans notre étude.

Un logiciel d'utilisation WINTEC est installé sur l'ordinateur. Il permet la commande et l'utilisation du texturométre sous Windows 95. (cf. : annexe 1 pour les détails)

Méthode de travail :

La surface supérieure du comprimé à étudier est collée sur la sonde à l'aide d'une colle à base de poly méthacrylate. La surface inférieure du comprimé est mouillée et mise en contact avec un support plat pendant une période donnée avant de relever le bras du texturomètre pour mesurer la force nécessaire pour arracher le comprimé.

Il est évident que l'idéal serait que la surface d'adhésion soit similaire à la muqueuse buccale. Nous avons d'abord pensé à utiliser la joue de bœuf, mais en pleine crise de la vache folle en Europe, il nous a été très difficile de trouver cette partie du bœuf à haut risque, qui est directement détruite. Nous avons donc réalisé toutes les manipulations sur une surface lisse en aluminium.

Il a été nécessaire avant de commencer de déterminer plusieurs paramètres afin que le protocole soit standard et représentatif.

Ces paramètres sont :

- Le temps de mouillage du comprimé
- La quantité d'eau utilisée pour ce mouillage
- Le temps de contact du comprimé avec la surface d'adhésion avant la remontée du bras du texturomètre.

Répétitivité du protocole

Nous avons vérifié la répétitivité du protocole expérimental. Pour cela il était nécessaire de

- réaliser une première phase où le comprimé était immergé dans l'eau et mis en contact avec la surface d'adhésion. Le bras est ensuite remonté et la force d'adhésion est mesurée.
- réaliser une deuxième phase qui comprend une pause durant laquelle le bras du texturomètre reste stable en dehors de l'eau pour une duré donnée.

- Réaliser une troisième phase qui est la répétition de la première, la force nécessaire à l'arrachement du comprimé étant également mesurée.

Des essais ont été réalisés avec une formulation, telle que décrite précédemment, de comprimés de miconazole (lot F32), et nous avons remarqué que ce comprimé était déformé, et que sa force d'adhésion était diminuée de façon considérable après son première passage dans l'eau comme cela a été envisagé dans la première phase (figure 88).

Un résumé des résultats obtenus est présenté dans le tableau 14. Il correspond à un protocole de 120 secondes réalisé en deux étapes :

1- le comprimé collé sur la sonde et immergé dans l'eau est mis en contact avec la surface d'adhésion pendant 120 secondes.

2- le comprimé est décollé et laissé au repos pendant une période intermédiaire de 120 secondes avant de répéter la première phase de 120 seconde (immersion dans l'eau et contact avec la surface d'adhésion), pour enfin remonter le bras du texturomètre une deuxième fois et mesurer la force nécessaire à l'arrachement du comprimé.

Tableau 14 : Forces d'adhésion (joule) après 1er et 2ème passage (protocole 120 sec en 2 étapes).

Comprimé	1er passage	2ème passage
C1	1.41^{-02}	7.39^{-03}
C2	2.17^{-02}	9.04^{-03}
C3	1.20^{-02}	3.02^{-03}
C4	2.65^{-02}	1.26^{-03}

Nous avons réalisé la même série d'expériences mais avec un protocole de 240 secondes en deux étapes (tableau 15), et 360 secondes (tableau 16).

Tableau 15 : Forces d'adhésion (joule) après 1er et 2ème passage (protocole 240 sec en 2 étapes).

Comprimé	1er passage	2ème passage
C1	2.09^{-03}	1.56^{-05}
C2	7.84^{-03}	1.76^{-04}
C3	7.22^{-03}	5.89^{-05}

Tableau 16 : Forces d'adhésion (joule) après 1er et 2ème passage (protocole 360 sec en 2 étapes).

Comprimé	1er passage	2ème passage
C1	1.08^{-02}	0
C2	2.71^{-03}	0
C3	6.66^{-03}	0

Ces résultats montrent que la force d'adhésion du comprimé est diminuée au deuxième passage. Il a été également remarqué à l'examen visuel que le comprimé était déformé suite au premier passage.

Il est alors inutile de répéter le protocole plus d'une fois, le mouillage excessif du comprimé fait que son adhésion sur la surface d'adhésion devient nul. Il a été alors décidé de ne pas répéter la manipulation et de se limiter à un essai unique du comprimé.

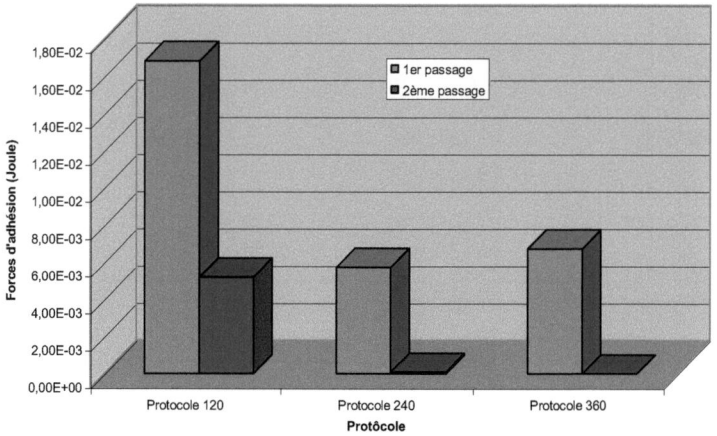

Figure 88 : Diminution de la force d'adhésion pour le même comprimé avec un protocole en deux fois

Paramètres d'étude :

La figure 88 montre qu'un mouillage excessif du comprimé va diminuer sa force d'adhésion dans nos conditions expérimentales, mais nous avons remarqué aussi qu'il n'est pas possible de diminuer la quantité d'eau au delà de 2 ml car le comprimé mal ou peu mouillé se casse ou subit un clivage lors de la monté du bras du texturometre.

Par contre, il faut que le temps de mouillage soit suffisant.

Pour trouver la durée convenable du mouillage il était nécessaire d'essayer plusieurs séries de comprimés, de formulation de base, et d'examiner visuellement les comprimés pour estimer leur état après la monté du bras.

15 Comprimés (20% protéine de lait LR85+ 80% metolose®) sont immergé dans 6 ml de l'eau désionisée de 1 à 15 minute respectivement, il sont ensuite été examinés visuellement, les résultats ont montrés que les comprimés devraient être hydratés pendant au moins 10 minutes.

Bien évidemment la forme du comprimé doit être cylindrique, avec les surfaces supérieures et inférieures parfaitement plates, ce qui permettra une meilleur contact avec la surface d'adhésion mais aussi avec la sonde du texturometre. Cette forme ne devra évidement être utilisée que pour l'étude de l'adhésivité, mais ce ne sera pas la forme finale du comprimé car une telle forme est très gênante pour le patient.

Période de mouillage initial

Au cours de ces diverses expériences, il a été remarqué que le mouillage du comprimé n'était pas complet car en étudiant sa surface inférieure, nous avons constaté que le mouillage est parfait seulement sur les bords alors qu'au centre le comprimé était mal ou pas mouillé (figure 89).

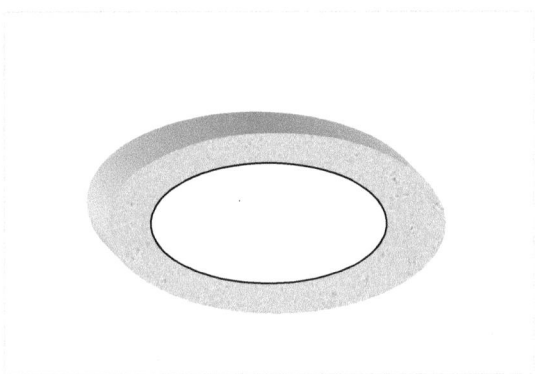

Figure 89 : la surface inférieur du comprimé, le centre est mal mouillé

    Zone avec bon mouillage

    Zone mal mouillée

Dans ces conditions la surface adhésive dont nous mesurons la force d'adhésion est variable en fonction de la capacité du mouillage des composant du comprimé, car une surface qui n'est pas mouillée ne peut présenter une force d'adhésion.

Pour standardiser les conditions expérimentales, il est alors indispensable d'avoir une surface active standard dans toute les manipulations, et donc un mouillage complet sur toute cette surface.

Apparemment le contact intime du comprimé avec la surface d'adhésion empêche le bon mouillage de sa face inférieure car l'eau n'a pas d'accès à cette surface. Une période initiale de mouillage avant de lancer la manipulation est donc nécessaire, tout en considérant qu'un temps excessif pourra amener une désagrégation du comprimé et une perte de sa force d'adhésion.

Il faut également laisser du temps au comprimé pour qu'il reste suffisamment de longtemps en contact de la surface d'adhésion.

C'est pour cela que nous avons décidé de réaliser un mouillage préliminaire du comprimé avant de le mettre en contact avec la surface d'adhésion. Le temps de mouillage devrait être égal au temps de contact entre le comprimé et la surface d'adhésion.

Volume de l'eau

- 40 comprimés (20% protéine de lait LR85F+ 80% metolose®) sont testés
- Le protocole utilisé est un protocole de 10 minute (5 min mouillage initiale + 5 min de contact avec la surface d'adhésion)
- Les essais sont réalisés avec différents volumes d'eau désionisée dans le container (1, 2, 4, 5, et 6 ml), 8 essais pour chaque volume

Les résultas obtenus sont présenté dans le tableau 17

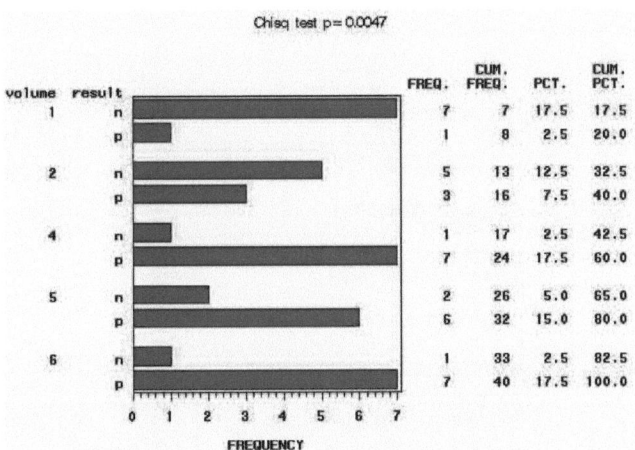

Tableau 17 : Pourcentage des essais réussis avec différents volumes de l'eau désionisée pour le mouillage du comprimé P= réussi, n= pas réussi

Ce tableau montre qu'avec un volume d'eau de 4 et de 6 ml, tout les essais sont réussi. Nous avons choisi d'utiliser le volume le plus petit (4 ml) dans le protocole afin d'éviter le mouillage excessif du comprimé.

Période de mouillage :

42 Comprimés (20% protéine de lait LR85F+ 80% metolose®) sont testés, le volume d'eau est de 4 ml.

Les essais sont réalisés avec différents protocoles (4, 6, 8, 10,12, 14, et 20 min) 6 essai chaque fois, les période mentionnes sont divisé en deux partie (une période de mouillage initiale, et une période égale pour le contact avec la surface d'adhésion).

Exemple: pour un protocole de 14 minutes, 7 minutes sont consacrées pour le mouillage initial et 7 minutes pour le contact entre le comprimé et la surface d'adhésion

Le pourcentage des essais réussis (comprimé intact) est calculé, les résultats obtenus sont présenté dans le tableau18

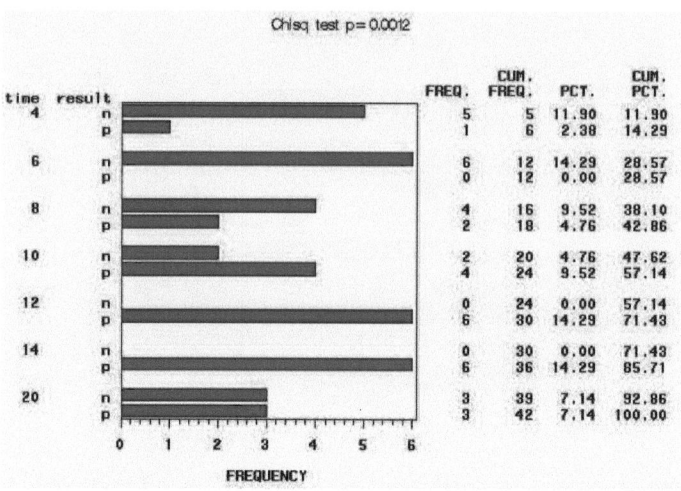

Tableau 18 : Pourcentage des essais réussis avec différents temps de mouillage du comprimé P= réussi, n= pas réussi

Le tableau 18 montre que le temps de mouillage idéal est de 12 minutes. Il est varis que c'est valable aussi avec 14 minutes, mais nous avons choisi la valeur la plus petite afin de simplifier les expérimentations.

Il n'y a pas un protocole standard pour toutes les substances. Il doit être adapté aux différents comprimés mucoadhèsifs. Par exemple, pour le comprimé de miconazole avec le carpobole comme substance adhésive (lot F32) le résultat n'a pas était satisfaisant (les mêmes comprimés ont été précédemment testés sans temps initial de mouillage et avec 2 minutes de contact, et ils ont donné des résultats corrects, cf. Tableau14).

<u>Le protocole choisi pour les prochaines manipulations destinées à comparer plusieurs formules à base de protéines de lait était un protocole de 12 minutes (6 minutes de mouillage initial et six minutes de contact). La quantité d'eau utilisée pour le mouillage est de 4ml.</u>

Validation de la méthode

Trois séries de comprimés de protéines du lait ont été préparées

Comprimé	Composition
2C	20% Protéines de lait LR85F 80% metolose®
4C	40% Protéines de lait LR85F 60% metolose®
6C	60% Protéines de lait LR85F 40% metolose®

Méthode

1. Mouillage complet du comprimé dans 4 ml d'eau désionisée pendant 6 min
2. Mise en contact du comprimé avec la surface d'adhésion durant 6 min
3. Mesure de la force d'adhésion du comprimé par remonté du bras de texturometre et enregistrement du travail négatif.

Les résultats détaillés sont présentés en annexe 3. La moyenne de ces résultats est présentée dans le tableau 19, et les figures 90,91.

Tableau 19 : moyenne des mesures obtenues

Comprimés		2C	4C	6C
Force (Newton)	Maximale	2,508	2,9384	3,4025
Force (Newton)	Minimale	-3,4204	-4,8424	-3,31325
Travail positif (Joule)		0,0016466	0,0013898	0,000515
Travail négatif (Joule)		0,0007366	0,000921	0,00101825

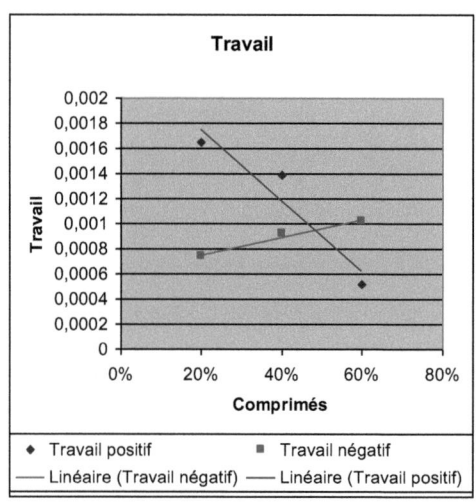

Figure 90 : les travails négatif et positif en fonction de la concentration des protéines de lait

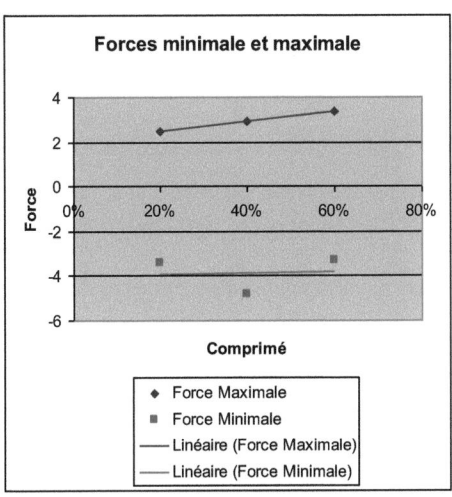

Figure 91: les forces maximale et minimale en fonction de la concentration des protéines de lait

Nous avons obtenu des résultats homogènes, et la force d'adhésion est proportionnelle aux quantités de protéine de lait contenues dans les comprimés ce qui prouve que

- cette protéine possède des pouvoirs adhésifs
- que cette méthode est capable de mesurer d'une manière précise la force d'adhésion d'un comprimé.

Choix de la protéine du lait et la mise en évidence de ses pouvoirs adhésifs

Nous avons essayé d'adapter ce protocole sur un comprimé contenant un mélange de 20% de protéines de lait et 80% de metolose®.

Nous avons utilisé des comprimés plats d'un mélange de la protéine de lait et de metolose® 90SH15000 et mesuré la force d'adhésion pour chaque mélange.

Les Protéines de lait étudié sont :

Alacen[9] n° de lot : 32w8950047

LR85F n° de lot : C3150

TMP100[10] n°de lot : 211160z0094

Quatre séries des comprimés sont préparées pour chaque protéine, avec un pourcentage progressif de protéines (20%, 40%, 60%, et 80%).

La force d'adhésion est mesurée pour chaque formulation, les résultats détaillés sont présentés en annexe 4. Un résumé de ces résultats est présenté dans les tableaux (20, 21, et 22) et les figures (92, 93, 94, 95,96, et 97)

---

[9] NZMP,Sant Roca, USA

[10] NZMP,Sant Roca, USA

Tableau 20 : Moyenne des mesures obtenues (protéines de type Alacen)

Comprimé	20%	40%	60%	80%
Force Maximale	2,09166667	1,25985	0,20603333	0,62221667
Force Minimale	-4,7965	-3,987	-2,2365	-3,50766667
Travail positif	0,00159	0,001197	0,0005325	0,00114033
Travail négatif	0,00045617	0,000296174	5,217E-05	0,00013773

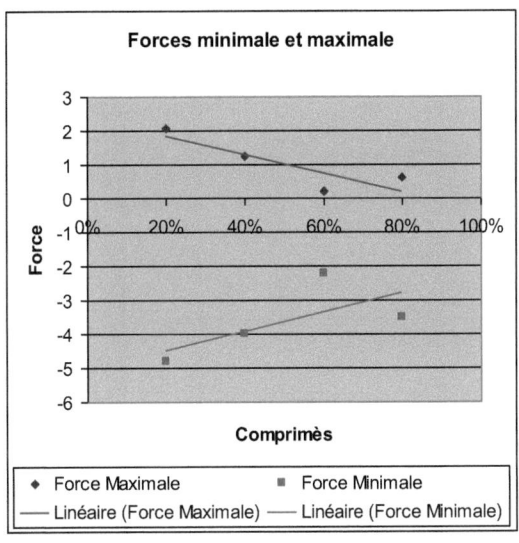

Figure 92: *les forces maximale et minimale en fonction de la concentration des protéines de lait (Alacen)*

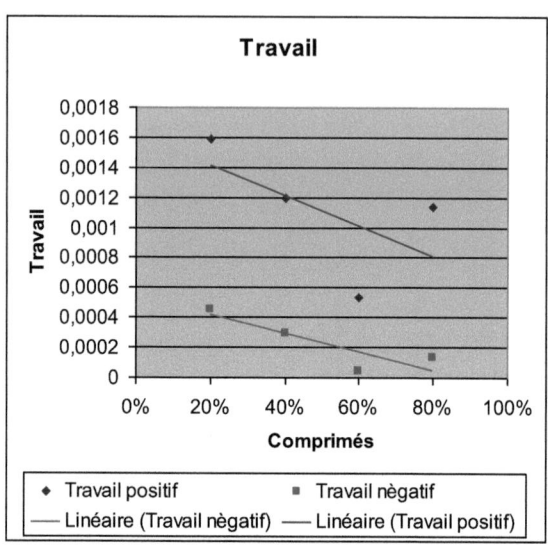

Figure 93: le travails négatif et positif en fonction de la concentration des protéines de lait (Alacen)

Tableau 21 : Moyenne des mesures obtenues (protéines de type LR85F)

Comprimé	20%	40%	60%	80%
Force Maximale	1,18935	1,693	1,61033333	0,86256667
Force Minimale	-2,81866667	-4,37816667	-3,4215	-4,64866667
Travail positif	0,0010345	0,00120017	0,0010095	0,00114533
Travail négatif	0,00026383	0,000383	0,00038967	0,00017992

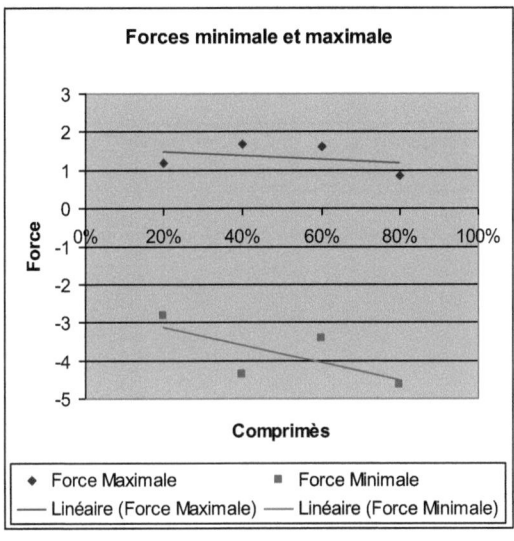

Figure 94: les forces maximale et minimale en fonction de la concentration des protéines de lait (LR85F)

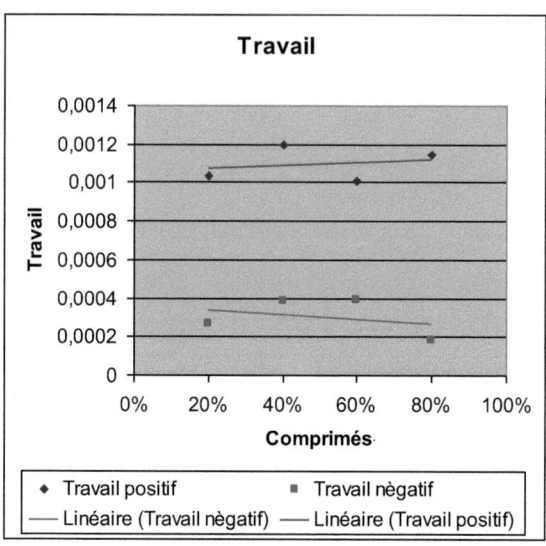

Figure 95: le travail négatif et positif en fonction de la concentration des protéines de lait (LR85F)

Tableau 22 : Moyenne des mesures obtenues (protéines de type TMP100)

Comprimé	20%	40%	60%	80%
Force Maximale	1,41033333	0,1892	0,42426667	0,1681
Force Minimale	-5,418	-4,58733333	-4,04266667	-4,49366667
Travail positif	0,00152	0,001457	0,000798	0,00099033
Travail négatif	0,00029967	3,9666E-05	0,0000864	0,0000462

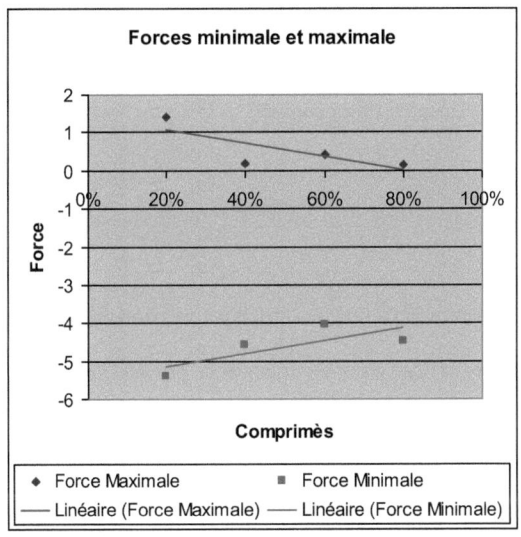

Figure 96: les forces maximale et minimale en fonction de la concentration des protéines de lait (TMP100)

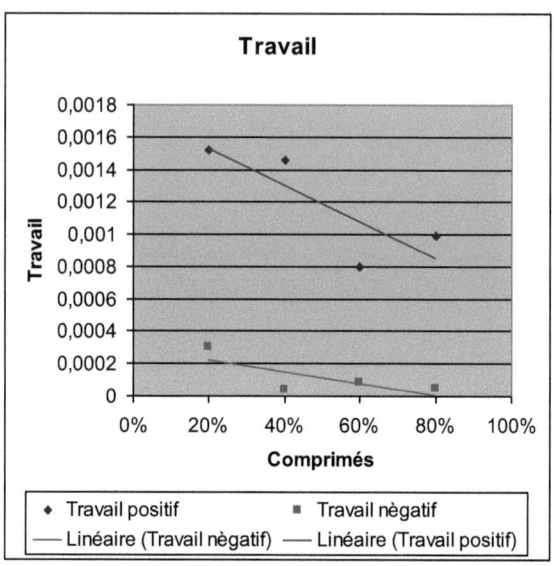

Figure 97: le travail négatif et positif en fonction de la concentration des protéines de lait (TMP100)

Discussion :

- Les différentes protéines ne présentent pas la même force d'adhésion,
- Le metolose® utilisé dans les comprimés présente une force d'adhésion, qui est apparemment plus importante que celles de certaines protéines de lait (dans le cas de Alacen et TMP 1100). C'est la raison pour laquelle on obtient un décroissance des forces d'arrachement du comprimé (force d'adhésion), en augmentent le pourcentage du protéine du lait, car on diminue ainsi le pourcentage du metolose®. L'existence de ces forces est mis en évidence en fabriquant des comprimés avec 100% de metolose® et en mesurant ses force d'adhésion par le texturometre, figure 98.

- Pour la même raison, avec la protéine de lait LR85F, la force d'adhésion est proportionnelle à la quantité de la protéine de lait jusqu'au pourcentage de 60%, mais à 80% on voit une diminution de cette force, due certainement au faible pourcentage du metolose®.

Nous constatons à partir de ces résultats que la protéine LR85F est celle qui présente la force d'adhésion la plus important et la force mesurée est dépendante de sa concentration. Cet état d'équilibre est déstabilisé avec une concentration de 80% de protéines de lait LR85F, car le metolose® joue apparemment un rôle indirect dans le mouillage du comprimé et lorsque sa concentration diminue le comprimé ne réagit plus de la même façon.

Nous avons réalisé des mesures d'adhésion avec un comprimé contenant 100% de metolose® et ce comprimé a bien présenté une force d'adhésion, (figure 98).

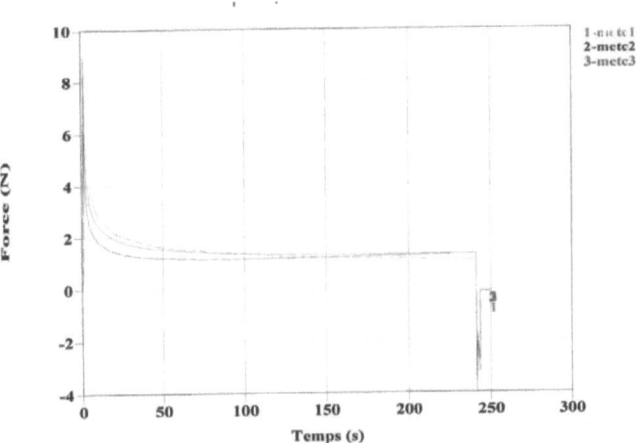

Figure 98 : le metolose® présente un pouvoir adhésif

Ces résultats cependant ne peuvent en aucun cas mettre en doute l'intérêt de l'incorporation de protéines de lait dans les comprimé. En effet l'expérience acquise au laboratoire de Biopharmacie par E.Beyssac (121) a montré que le pouvoir bio adhésif de cet excipient même s'il était très marqué in vitro, ne se retrouve pas in vivo pendant un temps suffisamment long pour être thérapeutiquement intéressant. Il est utilisé, et il a été maintenu dans les formulations, comme agent facilitant le collage instantané du comprimé, la substance bio adhésive étant constituée par les protéines de lait.

Pour vérifier cela il aurait fallu disposer de conditions expérimentales idéales, reproduisant l'environnement de la bouche, notamment l'existence du mucus.

Ce protocole a montré la présence du pouvoir adhésif des protéines du lait, et nous a aidé à choisir celle qui présente les forces d'adhésivité les plus importantes. Sachant que ces pouvoirs sont plus importants sur une muqueuse que sur la surface utilisée, ce choix sera confirmé par une étude *in vivo* sur des volontaires sains.

Etude de libération *in vitro* du principe actif

Lors de l'élaboration d'une forme pharmaceutique, l'étude de la cinétique de dissolution *in vitro* du principe actif constitue une étape primordiale puisqu'elle permet de déterminer le mode et l'intensité de la libération des principes actifs, de comparer plusieurs formes pharmaceutiques entre elles, d'étudier par la suite la stabilité des formes réalisées et de vérifier la reproductibilité des lots de fabrication.

L'essai de dissolution consiste à mesurer la quantité de principe actif libérée par une forme pharmaceutique par unité de temps et dans des conditions bien définies. Les valeurs obtenues conduisent à l'établissement d'une courbe de dissolution portant en ordonnée le pourcentage dissous et en abscisse le temps.

La libération de l'antifongique lente et continue, a été étudiée par l'appareil à palette.

Mais avant de commencer à utiliser cet appareil, il était nécessaire de définir plusieurs paramètres tels que le milieu de dissolution, la méthode analytique, et naturellement, le protocole détaillé de la cinétique de dissolution.

Méthode expérimentale et analytique de l'étude in vitro :

Le miconazole est insoluble dans l'eau, très soluble dans le méthanol, l'éthanol, l'alcool isopropylique, l'acétone, le propylène glycol, le chloroforme, et le diméthylformamide.

Le milieu de dissolution doit permettre la dissolution totale ou la solubilisation du principe actif, mais il ne doit pas agir sur la croissance des levures ni sur le devenir de la forme pharmaceutique, car la solution de miconazole obtenue au cours de cet essai va être utilisée pour les tests antifongiques, et ses effets destructifs et même inhibiteurs pourraient fausser les résultats obtenus.

Méthode de recherche du pic de miconazole :

La méthode utilisée pour la recherche du pic de miconazole consiste à diluer le miconazole dans un milieu référence (méthanol), et de déterminer par spectromètre la longueur d'onde du maximum d'absorbance du miconazole.

Le miconazole est parfaitement soluble dans le méthanol (Pharmacopée européenne).

Nous avons alors procédé de la façon suivante

1- Préparation de 100 ml d'un mélange méthanol/eau (80%/20%)

2- Ajouter 100 mg de miconazole dans le mélange et agiter jusqu'à dissolution complète

3- Passer la solution au spectromètre, d'abord telle qu'elle est, puis la solution diluée au $1/10^{ème}$, $1/100^{ème}$, et même millième, jusqu'à obtention d'un spectre de miconazole, où peut être détecté le pic.

Nous avons obtenu le spectre suivant sans dilution de la solution de miconazole (Figure 99)

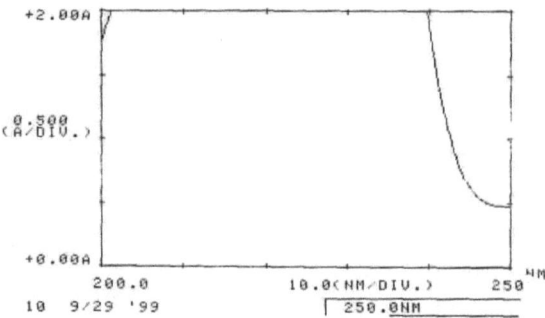

Figure 99 : le spectre de miconazole dissout dans une solution de Méthanol/eau (80%/20%) concentration 1 mg/ml.

Nous avons alors décidé de diluer la solution au dixième et tracer son spectre, le pic a été trouvé à une longueur d'onde comprise entre 200 et 250, ce qui a donné les résultats suivants, figure 100.

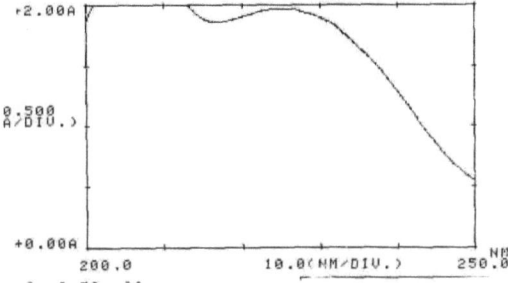

Figure 100 : le spectre de miconazole dissout dans une solution de Méthanol/eau (concentration 0.1mg/ml)

La solution est encore diluée au dixième une deuxième fois (au centième au total) car nous n'avons pas pu détecter le pic du spectre de la solution initialement préparée, ce qui donne le spectre présenté dans le figure 101.

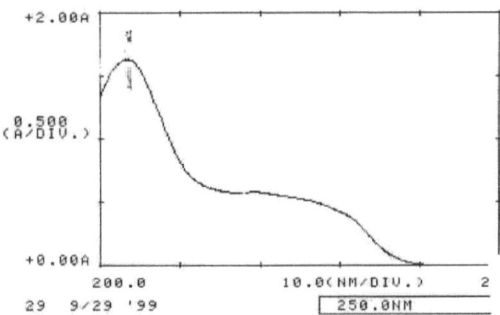

Figure 101 : le spectre de miconazole dissout dans une solution de Méthanol/eau (concentration 0.01 mg/ml)

On observe un maximum d'absorbance à la longueur d'onde 203 nm. Cette valeur est très proche de la limite de quantification au spectromètre, ce qui pourrait fausser nos résultats car les spectres parasites sont très présents dans cette bande du spectre, et le risque d'avoir des interférences avec les spectres des nombreuses substances qui présentent une pic d'absorption à cet emplacement, est grand.

C'est pour cette raison que la longueur d'onde 220 nanomètres a été choisie comme référence de mesure de la concentration en miconazole (le tableau 23 montre les données d'absorbance du spectre présenté dans la figure 101).

Tableau 23 : Le pic d'absorbance pour le miconazole dans la solution méthanol/eau

```
         *** DATA PRINT ***

    λ        ABS        λ        ABS
   -------------------------------------
   300.0    -0.002     295.0    -0.000
   290.0     0.001     285.0     0.005
   280.0     0.017     275.0     0.016
   270.0     0.018     265.0     0.015
   260.0     0.011     255.0     0.010
   250.0     0.011     245.0     0.019
   240.0     0.041     235.0     0.176
   230.0     0.449     225.0     0.544
   220.0     0.588     215.0     0.601
   210.0     0.821     205.0     1.556
   200.0     1.392
```

Donc l'absorbance pour une concentration du 0,01 mg/ml de miconazole à la longueur d'onde 220 nm et de l'ordre de 0,588

Recherche d'un milieu de dissolution pour la cinétique de dissolution

Nous avons vu que le mélange méthanol/eau désionisée est un milieu dans lequel le miconazole est bien soluble. Par contre, pour que nous puissions utiliser ce milieu dans notre étude il doit être neutre vis à vis des levures de *Candida albicans*, ce qui n'est apparemment pas le cas. Nous allons néanmoins mettre en évidence les effets du méthanol sur le *Candida albicans*.

Influence du Méthanol sur les levures du Candida albicans :

Nous avons réalisé les manipulations suivantes afin de déterminer les effets du méthanol sur les levures *Candida albicans*

Une suspension de *Candida* (S1) est préparée en diluant une colonie de levures dans 30 ml d'eau distillé

Trois tubes du milieu Sabouraud liquide (T1, T2, et T3) sont ensemencés par les *Candida albicans* de la façon suivante :

T1 : 5 ml méthanol

20 ml Sabouraud liquide

300 µl solution S1

1 mg de miconazole

T2 : 25 ml Sabouraud liquide

300 µl solution S1

1 mg de miconazole

T3 : 25 ml Sabouraud liquide

300 µl solution S1

Le nombre de départ des levures est compté dans les trois tubes en utilisant les cellules de Malassez

T1 : 398

T2 : 416

T3 : 432

Tous les tubes (T1, T2, T3) sont mis à l'étuve à 37°C pendant 24 h. Au bout de 24 heures, 100 µl de chaque tube est dilué dans 10 ml de l'eau distillée (dilution au centième), avant de compter les levures en utilisant la cellule de Malassez. Nous avons obtenus les résultats suivants :

T1= 6300

T2= 6200

T3 = 25100

Alors que le nombre de levures dans les tubes témoins correspond aux données théoriques (multiplication par deux des levures tout les quatre heures), nous constatons que la présence de méthanol même à faible concentration n'est pas du tout supportée par les levures, et que même en l'absence d'antifongique, il n'y a pas eu de croissance de levures même avec une faible concentration de méthanol de 1%.

Recherche d'un milieu de dissolution :

Référence

Une solution préparée à partir du mélange Méthanol/eau (20% H2O désionisée, 80% Méthanol). Cette solution est utilisé comme référence et examinée par spectrométrie à la longueur d'onde d'absorption du miconazole (220 nm).

Méthode opératoire

10 mg de miconazole sont ajoutés dans une fiole d'un litre de la solution à étudier, puis agitée pendant 4 h, examinée visuellement avant de passer au spectromètre et mesurer l'absorbance à la longueur d'onde de 220 nm, afin de déterminer la quantité dissoute de miconazole. La solution est filtrée si la dissolution du miconazole n'est pas complète et si il reste des traces à l'examen visuel.

Milieux utilisés :

Les milieux suivants ont été utilisés

1. Tween 80 (Montanox 80) 1%
2. Tween 80 (Montanox 80) 0,5%
3. PEG (polyéthylène glycol) 1%
4. PEG 0,5%

5. Huile de ricin hydrogéné 35 (Cremophor®) 1%, 5%, et 10%

6. laurylsulfate de sodium 0,5%

Résultats :

Pour les solutions de 1 à 5 nous avons obtenu des résultats révélant la non solubilité du miconazole (annexe 5). Par contre avec les solutions de laurylsulfate 0,5%, nous avons obtenu un spectre identique à celui obtenu avec le mélange méthanol/eau (figure 102), et qui montre la solubilité du miconazole dans cette solution.

L'absorbance est mesurée à la longueur d'onde 220, et était de l'ordre de 0,560, valeur proche de l'absorbance dans le mélange méthanol/eau (0,588), (tableau 24).

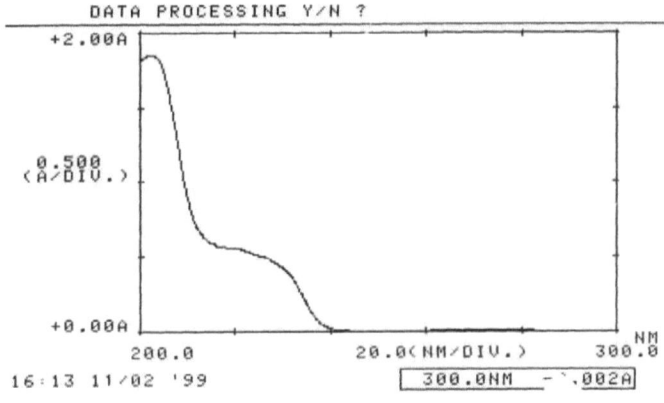

Figure 102 : le spectre de miconazole dissous dans une solution de laurylsulfate de sodium 0,5% (concentration 0.01 mg/ml)

Tableau 24 : Le pic d'absorbance pour le miconazole dans une solution laurylsulfate de sodium

```
        *** DATA PRINT ***

    λ       ABS       λ       ABS
    ------------------------------------
    300.0   -0.002    295.0   -0.002
    290.0   -0.002    285.0    0.001
    280.0    0.010    275.0    0.009
    270.0    0.010    265.0    0.009
    260.0    0.006    255.0    0.003
    250.0    0.001    245.0    0.003
    240.0    0.022    235.0    0.183
    230.0    0.423    225.0    0.507
    220.0    0.560    215.0    0.597
    210.0    0.902    205.0    1.739
    200.0    1.813
```

Les données présentées dans le tableau 24, montrent que le miconazole est bien solubilisé dans une solution de laurylsulfate de sodium (LSS) 0.5%. Nous allons confirmer cette réalité en réalisant une gamme étalon du miconazole dans une solution de LLS 0,5%.

Trois solutions ont été préparées S1, S2, S3

Solution	Contenu en mg dans 1 ml d'une solution LSS 0.5%
S1	0.053
S2	0.099
S3	0.158

A partir de ces solutions, quatre autres solutions sont aussi préparées

Solution	Préparation
S4	Dilution au demi de S2 (ajouter 5ml de S1 dans une fiole jugée de 10 ml, et compléter ensuite par le LSS 0.5%)
S5	Dilution au demi de S3 (ajouter 5ml de S1 dans une fiole jugée de 10 ml, et compléter ensuite par le LSS 0.5%)
S6	Dilution au tiers de S2 (ajouter 5ml de S1 dans une fiole jugée de 15 ml, et compléter ensuite par le LSS 0.5%) 15,8
S7	Dilution au tiers de S3 (ajouter 5ml de S1 dans une fiole jugée de 15 ml, et compléter ensuite par le LSS 0.5%) 15,8

Nous avons mesuré la densité optique de ces solutions à la longueur d'onde 220 nanomètres ce qui a donné les résultats suivants

Solution	Concentration mg/ml	Densité optique (absorbance)
S1	0,053	0,259
S2	0,099	0,508
S3	0,158	0,854

S4	S2/2= 0,099/2= 0,0495	0,229
S5	S3/2=0,155/2 = 0,079	0,404
S6	S2/3 = 0,099/3= 0,033	0,159
S7	S3 /3 = 0,155/3 = 0,0526	0,221

La relation entre la concentration en miconazole de la solution et la densité optique était une relation linéaire, avec un coefficient de détermination R^2 = 0.99 (a=5,69, b=4,9), ce qui montre la bonne solubilité du miconazole dans cette solution figure 103.

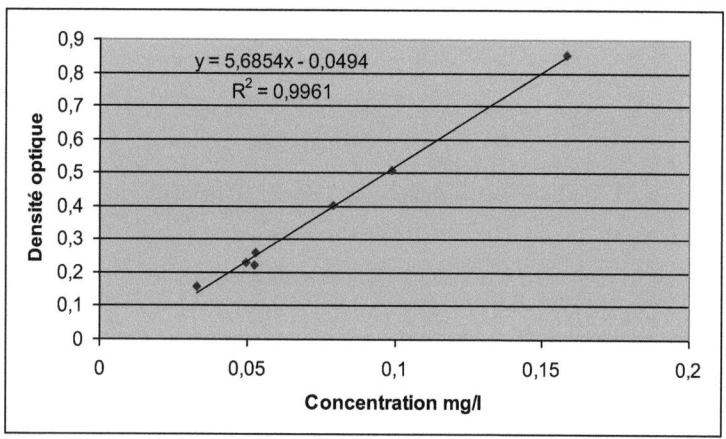

Figure 103 : Gamme étalon du miconazole dans une solution LSS 0,5%

Donc cette solution pourrait être utilisée au lieu du mélange méthanol/eau pour réaliser l'étude de la cinétique de dissolution.

L'appareil de dissolution doit répondre à certains critères : il doit être simple, fiable et facilement mis en œuvre par tout le laboratoire. La méthode doit être standardisée, se dérouler en continu, et présenter une bonne répétitivité et reproductibilité. La cinétique de dissolution est réalisée à l'aide d'un appareil à palettes tournantes.

Selon les méthode et techniques décrites à la pharmacopée Européenne (figure 104), les essai sont réalisé à 37 ° C ± 0,5 °C, à 60 tours/min. avec 1000ml de solution de laurylsulfate de sodium 0,5%. L'essai porte sur 6 comprimés maintenus au fond du réacteur par un dispositif approprié. Les prélèvements sont effectués aux différents temps, et sont dosés en spectrophotométrie à la longueur d'onde 220 nanomètres, et cela après dilution au dixième, ce qui correspond à la concentration (1 mg/ml), la quantité du miconazole dans chaque comprimé étant de 100 mg.

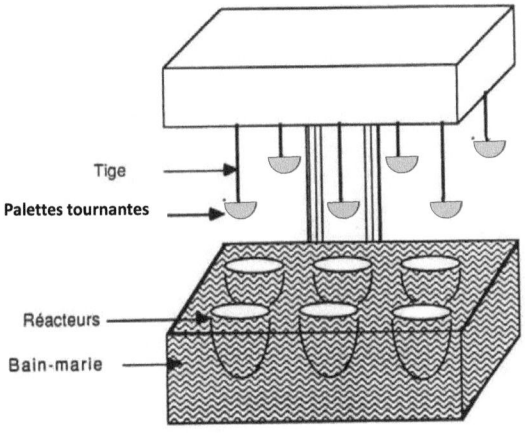

Figure 104 : Appareil à palettes tournantes

VALIDATION DU DOSAGE PAR SPECTROMETRE DU MICONAZOLE

Matériels et Méthodes

Le miconazole est dosé dans le milieu de la cinétique de dissolution du produit fini comprimé par spectrophotomètre et détection UV dans un milieu contenant du laurylsulfate de sodium.

Formule du comprimé utilisé

	Quantité pour 230 (mg)
Miconazole	100 mg
Protéines LR85F	70 mg
metolose®	35,74 mg
Amidon de mais	18,50 mg
Talc	1,96 mg
Stéarate de magnésium	3,45 mg
lactose	0,35 mg
	230 mg **TOTAL**

En plus de ce comprimé, les lots des produits utilisés pour la validation sont

        comprimé placebo   Lot n° N364

        Laurylsulfate de sodium   Lot n° S95437 905

Les commentaires suivants peuvent être faits sur les paramètres de validation :

- Fidélité : La fidélité est une mesure de la dispersion qui est appréciée à chaque cinétique par le coefficient de variation des pourcentages dissous à chaque temps.

- Spécificité : Ce paramètre est étudié par rapport aux autres composants, au milieu de dissolution et toutes substances pouvant intervenir sur le dosage de la substance à examiner.

- Limite de détection : Ce paramètre est déterminé pour préparer l'évaluation de la limite de quantification.

- Limite de quantification : Ce paramètre est déterminé pour mettre en évidence la quantité minimale dissoute qui peut être prise en compte dans les analyses de résultats des cinétiques de dissolution.

MÉTHODE DE PRÉPARATION DE COMPRIMÉS RECONSTITUÉS

1. Ecraser un comprimé placebo,
2. ajouter à la poudre 100 mg de miconazole
3. Introduire la poudre dans une fiole jugée de 1000 ml
4. Introduire le milieu de dissolution
5. Agiter magnétiquement pendant 20 minutes
6. Compléter au trait de jauge avec du milieu de dissolution

VÉRIFICATION DES PERFORMANCES DU SYSTÈME

D'après la méthode analytique "Spectrophotométrie d'absorption dans l'ultraviolet et le visible" (2.2.25) Pharmacopée Européenne 4ème Edition.

Critères du spectrophotomètre

- Type de spectrophotomètre : Spectrophotomètre UV 160A

- Produits étudiés : Miconazole

- Longueur d'onde de travail (l) : 220 nm

QUALIFICATION DU SPECTROPHOTOMÈTRE

En utilisant les deux cuves prévues à cet effet nous avons tracé leur spectre pour valider l'appareil avant de commencer les manipulations.

Procédure de la qualification du spectromètre

	Maximums d'absorption (nm) ± Tolérance admise	Valeurs trouvées à la longueur d'onde suivante
Spectre 200-450nm	287,5 ±1nm	0,455
	361,5 ± 1nm	0,798
Spectre 450-700nm	536,3 ± 3 nm	0,382

Nous n'avons par réalisé le contrôle de l'absorbance car le contrôle des longueurs d'onde est conforme.

SPÉCIFICITÉ

DÉTERMINATION

La spécificité est vérifiée sur un seul jour sur la substance à examiner en recherchant les interférences dues au solvant, aux excipients et aux autres composants du produit fini.

Le milieu de dissolution (laurylsulfate de sodium 0,5% m/v) est choisi comme solvant.

Densité optique obtenue à la longeur d'onde 220 pour le pricipe actif, le solvat, et les autres composants du comprimé

Type de solution	Concentration (µg /ml)	DO
Solvant	0	0
Solvant + Substance à examiner	100	0,483
Solvant + autres composants	0	0,07
Solvant + produit reconstitué	100	0,51
Solvant + Produit fini	100	0,523

CONCLUSION SUR LA SPÉCIFICITÉ

La spécificité de la technique de dosage a été vérifiée en recherchant une interférence générée par :

- le solvant

- les autres composants à doser dans le produit fini

- les excipients

Aucune interférence n'intervient sur le dosage de la substance à examiner.

LINÉARITÉ ET RÉPÉTABILITÉ

DÉTERMINATION

Une gamme étalon de la substance à examiner pure dans le milieu de dissolution est réalisée par 1 personne sur 3 jours différents.

Chaque gamme étalon comprend 5 points de 40µg/ml à 120 µg/ml, soit de 40 % à 120 % dissous pour une forme de 100 mg dans 1 litre de milieu de dissolution.

Ce protocole permet d'étudier la linéarité et la répétabilité.

EXPLOITATION

La droite recherchée est : $y = ax + b$

Avec "a"= pente et "b"= ordonnée à l'origine. Le coefficient de détermination (R^2) est calculé à partir du coefficient de corrélation (R).

La droite est calculée par la méthode des moindres carrés, sans rentrer le point (0,0).

RÉSULTATS

Les résultats sont résumés dans les tableaux (25, 26, 27, et 28), et figure 105.

Tableau 25 : Résultats brut de l'étude de la linéarité.

Teneur théorique (µg/ml)	Essai (jour / n° essai)	Concentration (µg/ml)	Teneur réelle par rapport à la conc. théorique (%)	DO
40,00%	1/1	42,00	42,00%	0,183
40,00%	2/1	41,00	41,00%	0,229
40,00%	3/1	41,00	41,00%	0,199
60,00%	1/2	60,00	60,00%	0,237
60,00%	2/2	59,00	59,00%	0,281
60,00%	3/2	60,00	60,00%	0,304
80,00%	1/3	82,00	82,00%	0,344
80,00%	2/3	80,00	80,00%	0,412
80,00%	3/3	80,00	80,00%	0,495
100,00%	1/4	101,00	101,00%	0,505
100,00%	2/4	99,00	99,00%	0,569
100,00%	3/4	100,00	100,00%	0,583
120,00%	1/5	119,00	119,00%	0,591
120,00%	2/5	121,00	121,00%	0,607
120,00%	3/5	120,00	120,00%	0,615

Tableau 26 : Equations linéaires pour les trois jours

J1 : Premier jour J2 : Deuxième jour J3 : Troisième jour

	Gamme J1	Gamme J2	Gamme J3	Gamme globale
Date :	20/12/1999	21/12/1999	22/12/1999	
	y = ax + b	y = ax + b	y = ax + b	y = ax + b
a =	0,00556	0,00521	0,00561	0,00544
b =	-0,07712	0,00270	-0,01040	-0,02710
R^2 =	0,97705	0,96199	0,94295	0,92493

Tableau 27 : Analyse statistique des résultats de linéarité

Concentration (µg/ml)	Moyenne	Y	S2
42	41,333	0,179	0,00067
41		0,231	
41		0,201	
60	59,667	0,235	0,00121
59		0,285	
60		0,302	
82	80,667	0,337	0,00655
80		0,416	
80		0,499	
101	100,000	0,500	0,00211
99		0,574	
100		0,583	
119	120,000	0,596	0,00009
121		0,602	
120		0,615	

Tableau 28 : Tests statistiques de linéarité

NS : Valeur non significative au risque de 5%

S : Valeur significative au risque de 5%

	Substance à examiner pure	Constantes statistiques théoriques au risque 5%
(1) Pente de la droite d'ajustement	0,0054	
(2) Ordonnée à l'origine de la droite d'ajustement	-0,027	
(3) Coefficient de détermination (r2)	0,9249	
(4) Test (t) de comparaison de l'ordonnée à l'origine avec 0	0,741 NS	t(0,05;13) =2,160
(5) Test de l'existence des pentes (Fisher)	163,5223 S	F(0,05;1;10) =4,96
(6) Validité des ajustements (Fisher)	1411,4 NS	F(0,05;3;10) =3,71

Remarque 1 : les valeurs calculées doivent être inférieures aux valeurs théoriques sauf pour le test (5).

Remarque 2 : Valeurs théoriques des constantes statistiques au risque de 5%

(N = nombre de valeurs par groupe, k = nombre de point de gamme différents) :

-Test de comparaison de l'ordonnée à l'origine avec 0 (test t) = $t(0,05 ; N-2)$

-Test de l'existence des pentes (Fisher) = $F(0,05 ;1; N-k)$

-validité des ajustements (Fisher) = $F(0,05;k-2; N-k)$

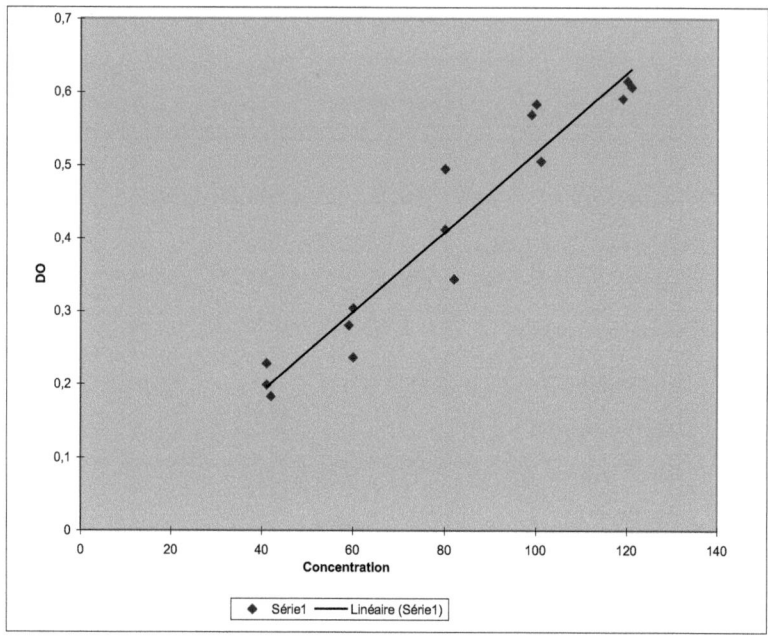

Figure 105 : Représentation graphique de la gamme globale aux J1 J2 et J3

CONCLUSION SUR LA LINÉARITÉ

A partir des données, une gamme d'étalonnage globale avec la substance à examiner pure a été réalisée (tableau 25).Les données brutes figurent dans le tableau 25 et les résultats de l'analyse statistique dans le tableau 28.

La valeur calculée pour le coefficient de détermination est satisfaisante (tableau 28 (3)).

L'ordonnée à l'origine de la droite de régression n'est pas significativement différente de zéro au risque de 5% (tableau 28 (4)).

En utilisant un test de Fisher pour la gamme d'étalonnage, nous pouvons conclure à :

L'existence d'une pente au risque de 5% (tableau 28 (5)), mais la validité des ajustements est significative au risque de 5% (tableau 28 (6)). Ceci est lié à une variabilité entre les différents jours et n'affecte pas la validité de la méthode.

LIMITE DE DÉTECTION

DÉTERMINATION

La limite de détection est déterminée par évaluation visuelle du spectre.

RÉSULTATS ET CONCLUSION SUR LA LIMITE DE DÉTECTION

Le seuil de détection correspondait à une concentration de 0,5µg / ml de substance à examiner pure.

LIMITE DE QUANTIFICATION

DÉTERMINATION

La limite de quantification est déterminée par évaluation visuelle, puis il est vérifié que cette concentration permet une quantification avec une exactitude et une fidélité acceptables. Pour cela, préparation de 6 solutions différentes de substance à examiner pure à la concentration précédemment déterminée (c'est-à-dire la limite de détection qui est de 0,5 µg/ml. Puis dosage, calcul du coefficient de variation (CV) et de l'exactitude.

Si les résultats ne sont pas dans les normes, nous avons recommencés en augmentant la concentration jusqu'à obtenir des résultats satisfaisants.

RÉSULTATS

Ils sont présentés dans le tableau 29.

Tableau 29 : Densité optique de six solutions différentes d'une concentration identique de 5 µg de Miconazole dans 1 ml de LSS 0.5% (Norme = CV < 5%

Essais (n°)	DO	Concentration (µg/ml)
1	0,0139	5,00
2	0,0139	5,00
3	0,0144	5,00
4	0,0141	5,00
5	0,0149	5,00
6	0,0149	5,00
Moyenne(m)	0,01435	5,00
Ecart-type	0,0005	0,00
CV (%)	3,23	0,00

CONCLUSION SUR LA LIMITE DE QUANTIFICATION

Le seuil de quantification SQ= 0,5 µg/ml a été déterminé avec une fidélité et une exactitude suffisantes, car le coefficient de variation (CV) et l'intervalle de confiance (ICrm) sont conformes aux normes.

La limite de qualification correspond à 5% d'une dose de 100 mg.

REPRODUCTIBILITÉ

DÉTERMINATION

Préparer une gamme étalon en parallèle avec un autre technicien et comparer les deux gammes obtenues.

RÉSULTATS

Ils sont présentés en tableaux 30 et 31 et dans la figure 106.

Tableau 30 : Résultats obtenus par deux techniciens travaillant séparément sur la même solution

Technicien 1		Technicien 2	
date	16/12/1999	date	16/12/1999
concentration (μg/ml)	DO	Concentration (μg/ml)	DO
41,0	0,199	40,0	0,232
60,0	0,304	60,9	0,347
80,0	0,455	81,3	0,450
100,0	0,583	102,9	0,565
120,0	0,615	119,9	0,633

Tableau 31 : Gamme étalon réalisée par deux techniciens travaillant séparément sur la même solution

	Gamme 1	Gamme 2
	y = ax + b	y = ax + b
a =	0,0056	0,0051
b =	-0,0186	0,0357
R^2 =	0,9672	0,9979

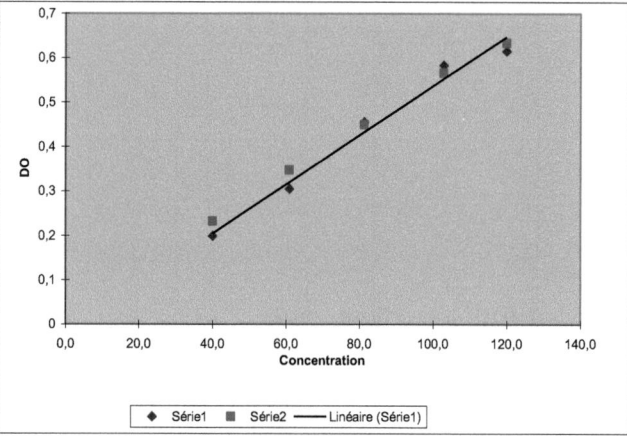

Figure 106 : Représentation graphique de résultats obtenus par deux techniciens travaillant séparément sur la même solution

Les différents critères de validation de la méthode de dosage du miconazole, utilisée pour une cinétique de dissolution, sont conformes et permettent de valider la procédure analytique.

Etude *in vitro* de la libération

Les cinétiques de dissolution avec l'appareil à palettes sont réalisées dans une solution LSS 0,5% et à 60 tr/min. ; le dosage est effectué par spectrophotométrie à la longueur d'onde de 220 et après dilution au dixième.

MATÉRIEL

Matériel	**Caractéristiques**
Appareil à dissolution	Palettes tournantes (type PROLABO)
Pompe thermostatée	Température 37 °C ± 0,5 °C (type POLYLABO)
Filtre pour prélèvement	papier non thermocollant pour sachets doses pour tisane (Ph. Fr. Xème Éd. janv. 1989), 22 g/m2 (type Cascadec, ref. NH22g 46213)
Tuyaux de prélèvement	3x5 mm en PVC Type 180 (MC2)
Tubes	en polystyrène de 5 ml (réf : TK 75)
Balance	0,1 mg de précision (type METTLER AE260)
Diluteur	(type Gilson Dilugil-V)
Thermomètre	Sensible à 0,5 °C maximum
Agitateur	Magnétique

Bécher	10 000.ml
Eprouvette	1000..... ml
Fiole jaugée	1000..ml
SPECTROPHOTOMETRE.	
Cuve	en quartz, trajet optique 1 cm
Spectrophotomètre	Ultraviolet (type Shimadzu UV 160-A)

réactifs:

Eau déminéralisée	Eau purifiée (non destinée à une solution de dialyse), Eau destinée à la consommation humaine traitée par une colonne échangeuse d'ion, 1997, 0008	Réf Elga, Démino 1500
laurylsulfate de sodium	1081900	Gehalt (réf- S95437 905)

Mode opératoire de la cinétique

Conditions de dissolution

Nombre de réacteurs : 6

Dispositif de lestage : : panier en métal qui sert à empêcher le comprimer de flotter.

Milieu de dissolution : laurylsulfate de sodium 0,5%

Volume de dissolution : 1000 ml

Température de dissolution : 37° C

Vitesse d'agitation : 60 tr/min

Mode de prélèvement (filtration, tubes, pipette...) : Filtre intissé, pipette

Volume de prélèvement : 1 ml

Temps de prélèvement : To, 15, 30, 60, 90, 120, 180, 240. min

Préparation du milieu de dissolution

Pour 1 litre du milieu, peser environ 5 g du laurylsulfate de sodium et compléter avec 1000 ml d'eau déminéralisée.

Préparation des solutions témoins de 100 % (Forme et principe actif)

Préparation des témoins de 100 % Forme

Peser un comprimé

Écraser le comprimé.

Introduire la poudre dans une fiole jaugée de 1000 ml

Introduire le milieu de dissolution

Agiter magnétiquement pendant 120 minutes

Compléter la fiole avec le milieu

Préparation des solutions témoins de 100 % principe actif

Peser 100 mg du Miconazole

Introduire le miconazole dans une fiole jugée à 1000 ml

Ajouter le milieu de dissolution

Agiter magnétiquement pendant 120 minutes

Compléter la fiole avec le milieu jusqu'au trait

Conditions spectrophotométriques

-Longueur d'onde   :   220.nm

-Blanc utilisé (cuve référence)   :   laurylsulfate de sodium 0,5%.

Préparation des solutions à doser

La dilution au dixième est réalisée avant dosage, le solvant de dilution est la solution laurylsulfate de sodium 0,5%, cette dilution est effectuée au dilatateur

Les résultats

Les résultats sont regroupés dans les tableaux 32 et 33. La figure 107 représente les courbes de dissolution par rapport aux témoins du comprimé et du principe actif. Le comprimé utilisé est issu du lot F20N369.

Tableau 32 : résultats de pourcentage dissous par rapport au témoin de la forme (Lot F20N369)

Tps (h)	0.25 h	0.5 h	1 h	2 h	3 h	4 h
Essai 1	22,6	24,2	34,3	48,0	56,9	70,4
Essai 2	19,8	31,6	37,2	52,9	56,8	67,7
Essai 3	20,4	25,1	37,0	55,9	61,2	71,7
Essai 4	21,3	28,2	40,0	54,5	62,2	69,8
Essai 5	20,6	26,8	37,0	53,6	62,8	69,5
Essai 6	19,6	26,1	36,9	54,4	62,2	63,6
Moyenne	20,7	27,0	37,1	53,2	60,4	68,8
SE	1,1	2,6	1,8	2,8	2,7	2,8
CV %	5,3	9,7	4,8	5,2	4,6	4,1

Tableau 33 : résultats de pourcentage dissous par rapport au témoin du principe actif (lot 20N369)

Tps (h)	0.25 h	0.5 h	1 h	2 h	3 h	4 h
Essai 1	25,9	27,7	39,3	54,9	65,1	80,6
Essai 2	22,6	36,1	42,5	60,5	64,9	77,4
Essai 3	23,0	28,5	41,9	63,3	69,3	81,2
Essai 4	24,2	32,1	45,5	61,9	70,7	79,4
Essai 5	23,4	30,5	42,1	60,9	71,3	79,0
Essai 6	22,2	29,7	41,9	61,7	70,5	72,1
Moyenne	23,6	30,7	42,2	60,6	68,7	78,3
SE	1,3	3,0	2,0	2,9	2,9	3,3
CV %	5,6	9,9	4,7	4,8	4,2	4,2

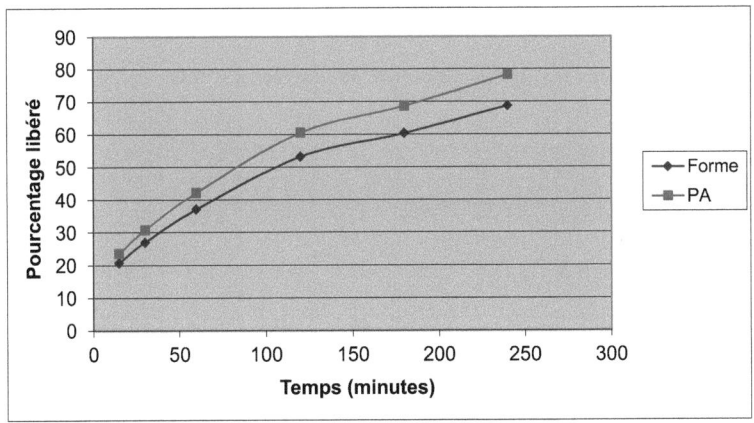

Figure 107 : Courbes de dissolution par rapport aux témoins de comprimé et du principe actif (Comprimé F20N369)

La quantité de stéarate de magnésium a été augmentée ce qui nous a amené au comprimé (F20N390). En étudiant la libération du miconazole à partir de ces comprimés nous avons obtenu les résultats présentés dans les tableaux 34, 35 et dans la figure 108.

Tableau 34 : résultats de pourcentage dissous par rapport au témoin de la forme (lot F20N390)

Tps (h)	0,15	0,5	1	2	3	4	5	6	7
Essai 1	5,8	8,6	15,8	40,7	62,6	80,9	112,4	127,9	129,3
Essai 2	5,3	6,1	14,6	45,0	58,3	70,0	100,1	127,7	135,4
Essai 3	10,1	10,9	20,4	42,5	58,6	77,6	113,3	133,4	137,0
Moyenne	7,1	8,5	16,9	42,7	59,8	76,2	108,6	129,7	133,9
SE	2,6	2,4	3,1	2,1	2,4	5,6	7,4	3,2	4,1
CV %	37,0	28,0	18,1	5,0	4,0	7,3	6,8	2,5	3,0

Tableau 35 : résultats de pourcentage dissous par rapport au témoin du principe actif lot (F20N390)

Tps (h)	0,15	0,5	1	2	3	4	5	6	7
Essai 1	4,4	6,5	11,9	30,6	47,1	60,8	84,6	96,2	97,3
Essai 2	4,2	4,8	11,5	35,2	45,6	54,8	78,3	100,0	106,0
Essai 3	7,7	8,3	15,6	32,5	44,8	59,4	86,6	102,1	104,8
Moyenne	5,4	6,5	13,0	32,8	45,8	58,3	83,2	99,4	102,7
SE	2,0	1,8	2,3	2,3	1,2	3,2	4,3	3,0	4,7

| CV % | 36,7 | 27,1 | 17,7 | 7,0 | 2,5 | 5,4 | 5,2 | 3,0 | 4,6 |

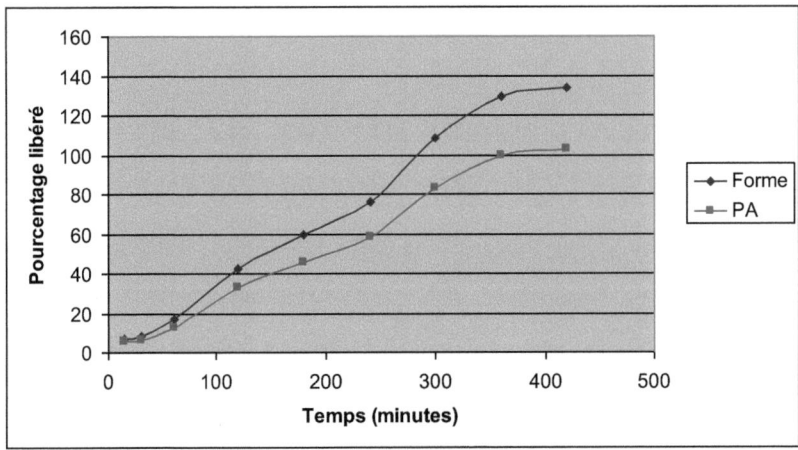

Figure 108 : Courbes de dissolution par rapport aux témoins de comprimé et du principe actif (Comprimé F20N390)

Nous somme encore loin de notre objectif, autrement dit la libération lente de l'antifongique (le miconazole) sur 12 heures. Il est clair que la vitesse de la libération dans la bouche ne sera pas identique à celle obtenue dans un milieu de dissolution adapté, mais nous nous sommes fixés un objectif d'une libération sur au moins 8 h dans le milieu de dissolution.

Des modifications ont été apportées à la formulation des comprimés, une partie de l'amidon est remplacée par du metolose® 90 SH 15000 (F22N409). La cinétique de libération de ce comprimé est présentée dans les tableaux 36 et 37 et dans la figure 109.

Tableau 36 : résultats de pourcentage dissous par rapport au témoin de la forme (lot F22N409)

Tps (h)	0,25	0,5	1	2	3	4	5	6	7
Essai 1	8,2	7,7	15,3	26,1	32,0	40,2	46,0	53,8	55,5
Essai 2	6,6	7,0	14,4	24,2	28,7	41,6	44,1	47,3	49,4
Essai 3	5,9	5,9	11,4	22,9	32,3	40,8	48,4	50,6	60,0
Essai 4	9,5	8,3	11,0	24,6	34,6	43,2	50,8	52,2	61,5
Essai 5	6,1	7,3	13,4	24,8	34,9	44,1	50,5	54,6	65,7
Essai 6	10,0	8,5	16,1	28,6	34,1	42,4	48,1	52,1	60,6
Moyenne	7,7	7,4	13,6	25,2	32,8	42,1	48,0	51,8	58,8
SE	1,8	1,0	2,1	2,0	2,3	1,5	2,6	2,6	5,6
CV %	22,9	12,8	15,2	7,8	7,1	3,5	5,4	5,1	9,6

Tableau 37 : résultats de pourcentage dissous par rapport au témoin du principe actif lot (F22N409)

Tps (h)	0,25	0,5	1	2	3	4	5	6	7
Essai 1	9,4	8,9	17,7	30,1	37,0	46,4	53,1	62,2	64,1
Essai 2	7,9	8,3	17,1	28,7	34,0	49,4	52,3	56,1	58,6
Essai 3	6,9	6,9	13,4	26,8	37,8	47,8	56,7	59,2	70,2
Essai 4	11,0	9,6	12,8	28,5	40,1	50,2	59,0	60,6	71,4
Essai 5	7,1	8,5	15,5	28,7	40,3	51,0	58,4	63,1	75,9
Essai 6	11,8	10,0	19,1	33,8	40,3	50,2	56,9	61,6	71,6

Moyenne	9,0	8,7	15,9	29,4	38,3	49,1	56,1	60,5	68,7
SE	2,1	1,1	2,5	2,4	2,5	1,7	2,8	2,5	6,2
CV %	23,0	12,8	15,6	8,2	6,6	3,5	4,9	4,2	9,0

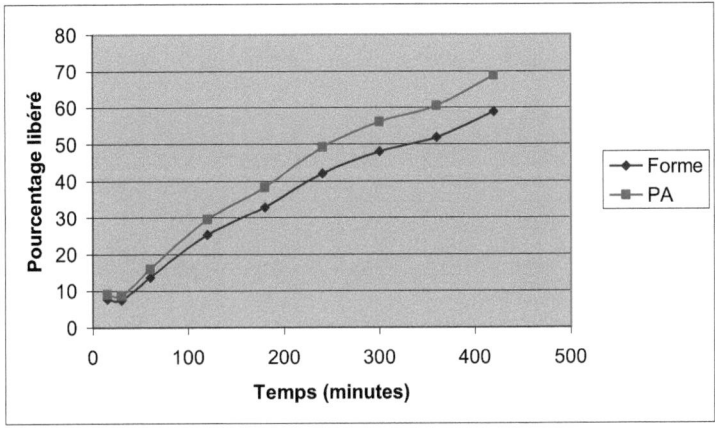

Figure 109 : les courbes de dissolution par rapport aux témoins de comprimé et du principe actif (Comprimé F22N409)

Nous avons étudié également la cinétique de dissolution d'un comprimé dont la formule centésimale est identique à la formule du comprimé développé (F22N409), mais la formule unitaire est différente. En effet, la quantité de chaque ingrédient est divisée par deux, ce comprimé contient donc 50 mg de miconazole, les résultats sont présentés dans les tableaux 38, 39 et dans la figure 110.

Tableau 38 : résultats de pourcentage dissous par rapport au témoin de la forme (lot F32P342)

Tps (h)	1H	2H	3H	4H	5H	6H	7H
Essai 1	13,3	29,5	47,6	64,9	80,9	91,3	99,8
Essai 2	11,7	35,7	57,0	74,2	87,0	96,6	98,5
Essai 3	12,8	32,3	54,7	77,9	95,2	101,8	100,9
Essai 4	13,7	35,1	52,2	67,3	79,9	89,6	95,7
Essai 5	15,2	34,2	52,2	65,3	79,2	87,7	94,0
Essai 6	11,5	28,8	45,3	63,3	79,1	85,5	89,5
Moyenne	13,0	32,6	51,5	68,8	83,5	92,1	96,4
SE	1,4	2,9	4,4	5,9	6,4	6,1	4,3
CV %	10,6	9,0	8,5	8,5	7,7	6,6	4,4

Tableau 39 : résultats de pourcentage dissous par rapport au témoin du principe actif (lot F32P342)

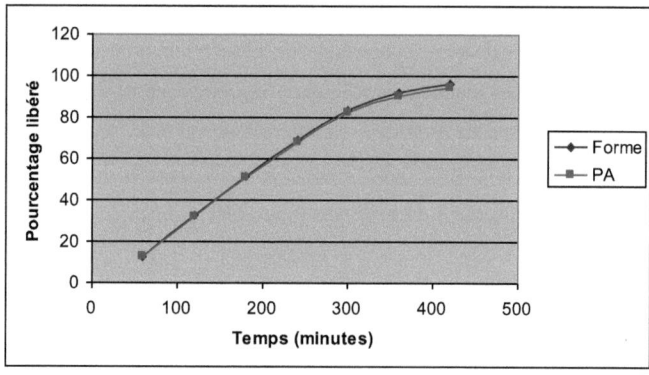

Figure 110 : les courbes de dissolution par rapport aux témoins de comprimé et du principe actif (lot F32P342)

Notre objectif est apparemment atteint, car nous pouvons dire, avec la cinétique présentée dans la figure 110, que ce comprimé est un comprimé à libération lente. Ces résultats sont évidement à vérifier par une étude clinique.

Efficacité antifongique :

Il est possible d'étudier *in vitro* la sensibilité d'une souche de *Candida* à divers antifongique. L'antifongigramme est très utile pour tester la sensibilité d'une souche aux différents antifongiques. Le mode opératoire est le suivant

- Couler 15 ml de milieu dans une boîte de Pétri. Laisser solidifier.
- Sécher 15 minutes à 37°
- Mettre en suspension dans 10 ml d'eau distillée stérile une öse d'une culture de levures de 24 à 48 heures. Diluer à nouveau pour avoir 10^5 levures/ml.
- Inonder la surface de la gélose solidifiée avec 5 ml de la suspension, retirer l'excès de liquide à la pipette. Sécher la boîte 15 minutes à 37°
- Déposer les disques d'antifongiques
- Laisser diffuser 30 minutes à la température du laboratoire avant de placer la boîte à l'étuve à 37°
- Incuber 24 heures
- Lire les diamètres d'inhibition

La société française de Mycologie Médicale a établie des règles de standardisation de l'antibiogramme antifongique (antifongigramme) [108]. Le tableau 40 montre, en fonction de la charge des disques et des diamètres obtenus, la sensibilité des levures testées.

Tableau 40 : la sensibilité des levures testées en fonction de la charge des disques et des diamètres obtenus

ANTIFONGIQUES	MILIEU	DIAMETRE DE LA ZONE D'INHIBITION EN MM	CMI en µg/ml	INTERPRETATION POUR LES LEVURES
5 Fluorocytosine (1µg)	YMA ou semi synthétique	≥ 20 20-10 ≤10	≤ 1.56 1.56-25 ≥ 25	Sensible Intermédiaire Résistant
Amphotéricine B (100 µg)	Casitone	> 10 ≤10	< 1 ≥ 3.12	Sensible Intermédiaire ou Résistant
Nystatine (100 µg)	Casitone	> 10 ≤10		Sensible Résistant
Imidazoles (Miconazole, Econazole, clotrimazole, Kétonazole) (50 µg)	Casitone	≥ 20 20-10 ≤10	≤ 1.56 1.56-6.25 ≥ 6.25	Sensible Intermédiaire Résistant

Les figures 81 et 82 montre clairement l'intérêt que présente le comprimé mucoadhésif par rapport aux formes traditionnelles et montrent que la concentration salivaire est 10 fois supérieure à la CMI du miconazole contre le *Candida* (15 µg/ml) et ce pendant plus de 10 heures [67].

Le comprimé développé devrait donc garder une concentration salivaire de l'antifongique supérieure à la CMI .Mais avant de passer en phase in vivo, nous devrons développer un protocole permettant d'étudier *in vitro* l'efficacité antifongique du comprimé.

Notre objectif est de trouver un protocole pour déterminer si le miconazole libéré de notre comprimé est efficace contre les levures de *Candida albicans*. L'antifongigramme n'est pas adapté à notre étude car il nous faut une méthode qui peut mettre à l'évidence l'eradication de *Candida* et non seulement son inhibition.

Outils

- Cellule de Malassez : ce sont des cellules quadrillées de façon à ce que le champ sous le microscope soit divisé en zones identiques. Il suffit pour compter les levures par exemple de compter celles trouvés dans une zone et multiplier le nombre obtenu par le nombre des zones (81 au total), la dilution (au millième par exemple) permet de faire le comptage lorsque le nombre des levures est si élevé qu'on ne puisse pas les compter (On multiplie ensuite par 1000), figure 111.

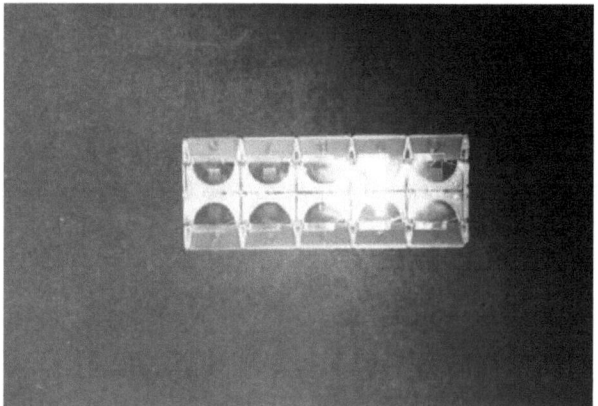

Figure 111 : Cellule de Malassez

- Galerie API CANDIDA® (BioMérieux SA): Ou galerie des levures Pasteur ; ce sont des galeries qui permetent d'identifier le genre *Candida* (*albicans, krusi*,..etc.). Les levures sont ensemencées dans les tubes de la galerie qui contiennent des substrats déshydratés pour réaliser 12 tests d'identification (par acidification de sucre ou par réactions enzymatiques). Une suspension des levures à tester est préparée dans un milieu fourni (Cl 0.85%), dont l'opacité ne doit pas dépasser 3 mcferland. Les levures sont identifiées .Après une première incubation de 3 à 4 heures à 37°C qui permet la lecture des tubes germinatifs (tube 1, et 2), la galerie est ensuite incubée pendant 18 à 24 heures à 30°C. La lecture et l'interprétation des résultats se font grâce au système de codes et au tableau fourni avec le dispositif.

Les boites de Pétri ID2 Albicans® (BioMérieux SA): Comme leur nom l'indique, ces boites de Pétri sont un excellent outil pour l'identification du *Candida albicans*, car seul le *Candida* est capable d'y pousser et de se reproduire (tableau 41).

Tableau 41 : Composition de l'ID2 ALBICANS® (BioMérieux SA)

Composition	Concentration g/l H_2o
Agar	14
Extrait de levure	6
Extrait de malt	4.5
Biocase	5
Hexosamine	0.07
Gentamicine sulfate	0.1
Chloramphénicol	0.05

L'existence de gentamicine sulfate empêche la croissance des bactéries, et le chloramphénicol empêche la poussée des autres champignons.

Les colonies des levures de *Candida albicans* apparaissent bleues dans ce milieu alors que les colonies des autres levures de *Candida* apparaissent blanches, figure 112.

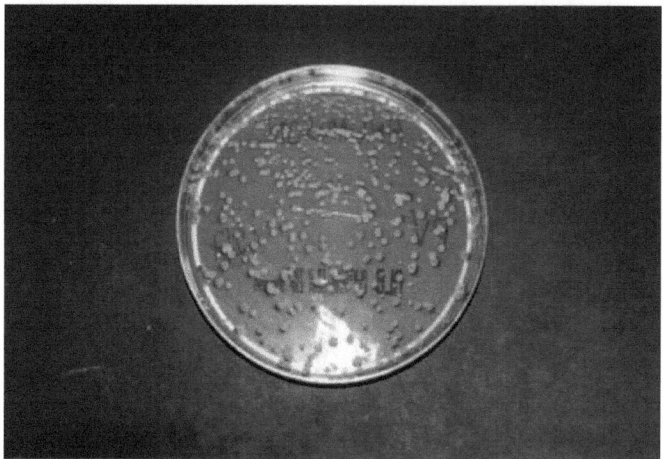

Figure 112 : les colonies de Candida coloriées en bleu dans ID2ALBICANS®

Méthode

Nous avons mis en place un protocole simple qui pourrait confirmer si une concentration donnée de médicament est bien efficace contre les levures. Les manipulations se sont déroulées au laboratoire de parasitologie à l'hôpital de l'Hôtel Dieu à Clermont-Ferrand.

Une souche de *Candida albicans* isolée de la muqueuse buccale d'un patient hospitalisé à l'Hôtel Dieu est ensemencée dans un milieu liquide (pauvre en sucre de préférence afin de la retrouver en état pathogène). Les manipulations ont été réalisées avec le milieu Sabouraud liquide.

Nous avons préparé une dilution à partir des levures du *Candida albicans*, cette dilution est ajoutée dans quatre tubes contenant le milieu Sabouraud liquide, le nombre de levures dans chaque tube est compté en utilisant les cellules de Malassez.

Le miconazole est ajouté dans trois tubes contenant le milieu de culture, le quatrième tube sert de milieu témoin.

Les quatre tubes sont mis à l'étuve (avec agitation permanente) à 37° pendant 24h.

Identification quantitative

Les cellules de Malassez ont été utilisées pour déterminer le nombre final de levures. Le nombre de levure dans le milieu témoin correspondait aux données théoriques (multipliés par deux tous les 4h). La croissance des levures était considérablement inhibée dans les autres milieux.

La photométrie peut être aussi utilisée, car il y a une corrélation entre la quantité du *Candida* et l'opacité de la suspension, mais il faut travailler en conditions stériles, car cette méthode n'est pas capable de déterminer si l'opacité est due au *Candida albicans*, ou due à une contamination bactériologique.

Enfin nous pouvons compter le nombre des colonies qui poussent dans le milieu ID2 ALBICANS®, ce qui donne une indication semi quantitative du nombre de levures vivantes à la sortie.

Identification qualitative

1 µl de chaque milieu final de culture a été ensemencé en Sabouraud solide (ID2 Albicans®), et mis à l'étuve pour 48h, des colonies ont poussé. L'examen de ces colonies par la galerie api albicans a bien confirmé qu'ils ne s'agissent pas de *Candida albicans*, mais des germes apportés manifestement par le miconazole ou par les autres produits de comprimé. Ce qui prouve que le *Candida* est complètement détruit par l'antifongique.

Nous pouvons alors, réaliser le test de libération du médicament (cinétique de dissolution), et tester l'efficacité de chaque échantillon prélevé.

Cinétique de dissolution et test d'efficacité antifongique

PRINCIPE DE LA MÉTHODE :

Réaliser une cinétique de libération d'antifongique avec l'appareil à palettes (en respectant les conditions de validité de la méthode générale décrite à l'EP 2004, 2.9.3 Essai de dissolution des formes solides en respectant les conditions de validité de la méthode générale décrite à la Pharmacopée Européenne2004, 2.2.25 (UV, visible).

L'efficacité est évaluée en déterminant le nombre de *Candida albicans* restant dans une solution mise en contact avec un prélèvement de cinétique, ou avec une solution d'antifongique d'une concentration similaire.

Origine de la Méthode :

La méthode a été mise au point par le Service de Parasitologie, de la Faculté de Médecine de Clermont-Ferrand.

La méthode repose sur le comptage et l'examen par photomètre du nombre de *Candida albicans* éliminés par l'antifongique libéré du comprimé, et le dosage du principe actif.

Pour cela, un nombre déterminé de *Candida albicans* est introduit au départ. Ce nombre ne peut pas être relié avec un taux *in vivo* d'infestation lors d'un épisode de candidose buccale.

La destruction totale du *Candida* sera montrée en utilisant le milieu de culture ID Albicans, ce milieu etant ensemencé par la solution à étudier, et mis à l'étuve pendant 24 h minimum, l'absence des colonies est une indication sur cette destruction.

MATÉRIELS

Ils sont présentés en tableau 42

Tableau 42 : Liste des matériels utilisés.

Matériel	Caractéristiques
Appareil à dissolution	Palettes tournantes (type PROLABO)
Pompe thermostatée	Température 37 °C ± 0,5 (type POLYLABO) °C
Filtre pour prélèvement	papier non thermocollant (type Cascadec, ref. NH22g pour sachets doses pour 46213) tisane (Ph. Fr. Xème Éd. janv. 1989), 22 g/m2
Tuyaux de prélèvement	3x5 mm en PVC Type (MC2) 180
Tubes	en polystyrène de 5 ml (réf : TK 75)
Balance	0,1 mg de précision (type METTLER AE260)
Diluteur	(type Gilson Dilugil-V)
Thermomètre	Sensible à 0,5 °C maximum
Agitateur	Magnétique
Bécher	10000ml
Eprouvette	1000 ml
Fiole jaugée	1000ml
Mortier et pilon	

Pipette jaugée à 2 traits	
Sabots de pesée	
SPECTROPHOTOMETRE.	
Cuve	en quartz, trajet optique 1 cm
Spectrophotomètre	Ultraviolet (type Shimadzu UV 160-A)
AUTRES	
Pipette Pasteur	
Boites à Pétri	
Tubes à essai	
Etuve à 37°	
Microscope	
Galerie API Albicans®	
ID2 ALBICANS®	

Réactifs:

Le tableau 43 montre les réactifs que nous avons utilisés

Tableau 44 : Liste des réactifs

Eau déminéralisée	Eau purifiée (non destinée à une solution de dialyse), Eau destinée à la consommation humaine traitée par une colonne échangeuse d'ion, 1997, 0008	Réf Elga, Démino 1500
laurylsulfate de sodium	1081900	Gehalt (réf- S95437 905)
Milieu Sabouraud liquide déshydraté	Pharmacopée française 10ème édition, 1983 V2.1.1., VIII 3	Pasteur diagnostics (réf - 64857)
Gélose déshydratée	Pharmacopée française 10ème édition, 1983 V2.1.1., VIII 3	Pasteur diagnostics (réf - 64491)
May Grünewald Giemsa		

Réactifs préparés

(Pour le milieu de dissolution, Cf. méthode cinétique: chapitre libération) sont les suivants :

Sabouraud liquide :

Mettre 300g de poudre dans 1 litre de l'eau distillé.

Bien mélanger et répartir en tubes.

Stériliser à l'autoclave 115 °C pendant 20 minutes.

Sabouraud solide :

Mettre 45 g de poudre dans 1 litre d'eau distillée.

Attendre 5 minutes, puis mélanger jusqu'à obtention d'une suspension homogène.

Chauffer lentement en agitant fréquemment, puis porter à l'ébullition jusqu'à dissolution complète.

Ajuster si nécessaire, le pH à 6.

Répartir en tubes ou en boites de pétri, puis stériliser à l'autoclave à 115 °C pendant 20 minutes

Produits de référence:

La substance de référence utilisée dans cette méthode est la matière première qui a servi à fabriquer le lot de produit fini.

La souche de *Candida albicans* est une souche standard prélevée sur un patient dont les caractéristiques sont enregistrées.

Mode opératoire de la cinétique :

Cf. méthode cinétique: chapitre libération.

Résultats de la cinétique de la dissolution

Les résultas de la cinétique de dissolution sont présenté dans le tableau 45, le comprimé F23 est utilisé

Tableau 45 résultats de pourcentage dissous par rapport au témoin du principe actif

Tps (h)	0,5	1	1,5	2	2,5	3,5	4	4,5	6,5	7
Essai 1	4,9	8,5	15,6	18,6	22,8	37,6	39,5	42,6	57,6	60,67
Essai 2	5,7	9,6	17,2	19,5	23,8	34,6	37,2	36,5	57,6	58,07
Essai 3	3,8	9,2	16,3	19,5	23,0	36,5	38,4	38,8	57,2	57,55
Essai 4	6,8	13,9	20,9	26,3	31,3	44,2	44,7	47,5	64,5	64,85
Essai 5	5,7	12,7	21,7	26,9	31,8	47,6	49,7	55,1	75,3	76,84
Essai 6	5,7	11,8	21,9	26,4	31,1	46,4	53,7	49,7	72,3	71,80
Moyenne	5,4	11,0	19,0	22,9	27,3	41,1	43,9	45,0	64,1	64,96
SE	1,0	2,2	2,9	4,1	4,5	5,6	6,7	7,0	8,1	7,86
CV %	18,4	19,7	15,1	17,7	16,6	13,6	15,3	15,6	12,6	12,09

Préparation des solutions de Candida albicans
- Préparer le milieu de Sabouraud liquide
- Préparer la souche
- Diluer une colonie du *Candida albicans* dans 10 ml de l'eau distillé (Solution C1)
- Préparer 12 tubes de Sabouraud liquide comme suit

    T1 : Blanc pour mesure Photométrique (1 ml LSS 0.5%+5 ml Sabouraud liquide)

    T2 : 1 ml eau désionisée +5 ml Sabouraud liquide+100µl C1

    T3 : 1 ml LSS 0.5%+5 ml Sabouraud liquide+100µl C1

E0,5 : 1 ml du prélèvement de l'essai n°1 à 0,5 h + 5 ml Sabouraud liquide + 100µl C1

E1 : 1 ml du prélèvement de l'essai n°1 à 1,0 h + 5 ml Sabouraud liquide + 100µl C1

E1,5 : 1 ml du prélèvement de l'essai n°1 à 1,5 h + 5 ml Sabouraud liquide + 100µl C1

E2 : 1 ml du prélèvement de l'essai n°1 à 2,0h + 5 ml Sabouraud liquide + 100µl C1

E2,5 : 1 ml du prélèvement de l'essai n°1 à 2,5 h + 5 ml Sabouraud liquide + 100µl C1

E3,5 : 1 ml du prélèvement de l'essai n°1 à 3,5 h + 5 ml Sabouraud liquide + 100µl C1

E4 : 1 ml du prélèvement de l'essai n°1 à 4,0 h + 5 ml Sabouraud liquide + 100µl C1

E6,5 : 1 ml du prélèvement de l'essai n°1 à 6,5, h + 5 ml Sabouraud liquide + 100µl C1

E7 : 1 ml du prélèvement de l'essai n°1 à 7,0 h + 5 ml Sabouraud liquide + 100µl C1

Nous avons calculé la quantité du miconazole dans chaque prélèvement et sa concentration dans chaque tube de culture.

Suite à l'incubation des tubes pendant 24 h à 37°C avec agitation, nous avons pour chaque tube

1. Mesurer la densité optique de chaque tube.
2. Compter le nombre de levures par les cellules Malassez, après dilution de 100µl de chaque tube dans 10 ml d'eau distillé (dilution 1/100)

3. Ensemencer 60 µl de chaque tube dans une boites de pétri ID2 ALBICANS et compter les nombres des colonies.

Les résultats sont présentés dans le tableau 46.

Tableau 46

Tube	Quantité de miconazole dans 1ml (en µg)	Concentration finale de Miconazole dans les tubes de culture	DO	Nombre de levures par cellules de Malassez X100	Nombre des colonies dans les boites à pétris
T1	0	0	0.5	0	0
T2	0	0	0.97	128	<200 très nombreuses
T3	0	0	0.46	11	108
E0.5	4.9	0.82	0.22	7	56
E1	8.5	1.42	0.48	2	11
E1.5	15.6	2.6	0.48	0	0
E2	18.6	3.1	0.41	0	0
E2.5	22.8	3.8	0	0	0
E3.5	37.6	6.3	0.56	0	0
E4	39.5	6.58	0.49	0	0
E6.5	57.6	9.6	0.07	0	0
E7	60.7	10.12	0.49	0	0

Ces résultats montrent que

- le LSS semble présenter un effet que l'on pourrait qualifier de « savon » sur la croissance du *Candida albicans par modification de la tension superficielle autour de la membrane du microorganisme*, mais pas aussi important que le méthanol (comparer les résultats entre T1 et T2).

- A partir de E1, 5 les levures sont complètement éliminées, ce qui correspond à une concentration de 2,6 mg/l de miconazole.

Milieu de dissolution alternatif au LSS

Le fait que le LSS ait des effets sur le *Candida* nous oblige à chercher un autre milieu de dissolution, car les résultats obtenus peuvent être faussés, et il sera difficile d'attribuer l'effet thérapeutique du comprimé au miconazole ou bien au LSS.

Nous avons alors cherché d'autres moyens de solubiliser le miconazole, en commençant par l'eau désionisée.

Nous avons essayé de solubiliser le miconazole dans l'eau et nous avons tracé son spectre.

Figure 113.

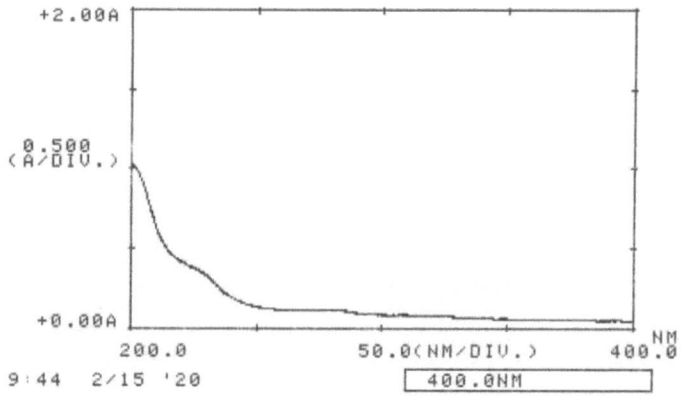

Figure113 : Spectre du miconazole dans l'eau désionisée

Une gamme étalon est réalisée et nous avons obtenus les résultats présents en tableau 47, et figure 114.

Tableau 47 : gamme étalon dans l'eau

Concentration mg/1000 ml	DO
2,3	0,043
4,7	0,103
10,1	0,186
19,9	0,112
50,3	0,202
100,9	0,142

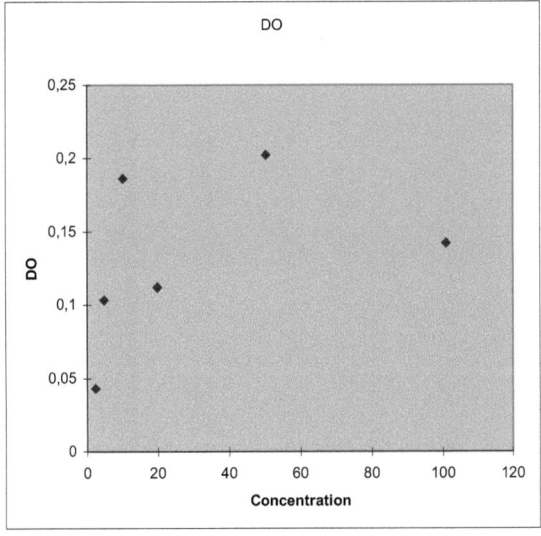

Figure 114 : gamme étalon dans l'eau

Comme le miconazole n'est pas soluble dans l'eau, nous avons essayé de le solubiliser dans différentes solutions tampon (pH différents : 5,5- 6- 6,5- 7- 7,5), mais en vain, le miconazole n'est soluble que dans le LSS.

Il a été alors décidé de l'intégrer dans le comprimé pour aider à sa dissolution et sa libération au site d'application (et éventuellement pour renforcer son activité antifongique ce qui sera à démontrer par des travaux supplémentaires spécifiques) et donc de continuer le plan de travail prévu.

Discussion Générale :

D'après l'ensemble des résultats présentés il semble bien que nous ayons atteint notre objectif *in vitro*

- La libération du principe actif est lente
- Le comprimé à base de protéine de lait possède un pouvoir adhésif satifaisant.
- Le miconazole libéré par le comprimé est actif contre les levures, cette action semblant être renforcée par la présence du laurylsulfate de sodium.
- La formule centésimale finale du comprimé est la suivante

Composition
Miconazole base : 43.48 g/100g
Excipients QSP un comprime :
Hydroxypropylméthylcellulose, Protéines .de lait, Amidon de maïs, Lactose monohydraté, Laurylsufate de sodium, Stéarate de magnésium Talc ;

Il est indispensable de réaliser une étude *in vivo* afin de confirmer ces résultats.

Etudes in vivo

Principe et objectif de l'étude

Après application de 6,25 g de gel buccal (équivalent à 125 mg de miconazole), les concentrations salivaires varient de 5 à 0,4 mg /ml de 30 minutes à 3 heures suivant une application. Le rythme d'administration préconisé est de 4 applications par jour.

Nous avons développé une nouvelle forme pharmaceutique pour le traitement de patients immunodéprimés présentant une infection fongique. Chez ces patients, la prise réitérée de miconazole est difficile, peut avoir un retentissement sur l'appétit et est parfois abandonnée. Cette forme pharmaceutique présente une diffusion permanente du principe actif dans la cavité buccale permettant l'espacement des prises et une amélioration de la compliance.

Nous avons montré *in vitro* la libération lente de l'antifongique, le pouvoir adhésif, et l'efficacité antifongique des certains composants de cette forme. Cette étude est faite pour confirmer ces résultats.

Les objectifs de l'étude sont alors de :

1. Déterminer la pharmacocinétique salivaire du miconazole à partir de 2 types de comprimés LP à 50 ou 100 mg chez 18 volontaires sains et de les comparer à celles obtenues avec le gel buccal (125 mg de miconazole à libération immédiate) dans les mêmes conditions.

2. Evaluer la tolérance clinique des comprimés bioadhésifs buccaux de miconazole.

3. Apprécier, sur des critères organoleptiques (goût, taille, confort) et sur la modification du mode de vie, l'acceptabilité du port du comprimé bioadhésif buccal. La tolérance clinique est évaluée par un stomatologue. L'acceptabilité est mesurée par le volontaire à l'aide d'une échelle analogique et d'un questionnaire.

Matériels et Méthodes

Sujets

Les sujets sont des volontaires sains sélectionnés selon les critères suivants:

1. âge de18 et 35 ans
2. le sexe indifférent (homme, femme)
3. le sujet doit accepter l'hospitalisation prévue dans le protocole
4. être non-fumeur (les fumeurs de 5 cigarettes par jour maximum sont acceptés)
5. présenter un examen clinique normal
6. présenter des paramètres biologiques non perturbés, selon les valeurs normales du laboratoire d'analyse.
7. être assuré social, et informé (lettre d'information signée, consentement éclairé signé.

Sont alors exclus de l'étude :

1. sujets de moins de 18 ans et de plus de 35 ans
2. sujet présentant une allergie au lait, antécédents d'hypersensibilité connue à l'un des composants du produit.
3. sujet présentant une insuffisance hépatique ou rénale majeure
4. sujet fumeur (plus de 5 cigarettes par jour)
5. sujet ayant des traitements médicamenteux en cours ou arrêtés depuis moins de 2 semaines (médication susceptible d'interférer avec l'évaluation du produit à l'essai : anticoagulants de type anti-vitamines K, sulfamides hypoglycémiants, astémizole, cisapride, phénytoïne, anti- cholinergiques, antiasthmatiques, antiparkinsoniens, anti cholinergiques antispasmodiques, anti cholinergiques par voie nasale).

6. sujets disposants d'un état clinique fébrile ou infectieux (bilan biologique perturbé sérologies HBV, HVC ou HIV positives)
7. sujet dont le suivi ne peut être assuré pendant la durée de l'étude ou ne présentant pas la disponibilité nécessaire pour la durée de l'étude
8. sujet dans la période d'exclusion d'un essai clinique
9. sujet ayant fait un don du sang dans les 3 mois précédents
10. sujet incapable de donner un consentement éclairé
11. sujet présentant une muqueuse anormale

Il y a 18 sujets dans cette étude, ce sont des volontaires sains, 9 de sexe masculins et 9 de sexe féminins, âgés de 19 à 29 ans. A l'issue de leur recrutement, un numéro est attribué au volontaire et les dates pour les trois prises espacées d'une semaine lui seront proposées. Chaque volontaire reçoit dans un ordre aléatoire les trois traitements (Les deux comprimés de 50 et 100 mg, et le gel buccal). Chaque sujet est son propre témoin.

L'ordre d'administration des traitements étant défini par la table de randomisation, les 3 traitements sont appelés traitement « semaine 1 », « semaine 2 » ou « semaine «3 ».

La période de latence à respecter entre l'administration de 2 traitements est d'une semaine, de façon à ce que chaque administration se fasse le même jour de la semaine.

Les médicaments utilisés dans l'essai

2 types de comprimés contenant le produit actif sont comparés à la forme gel buccal commercialisée. Les différences entre les deux types de comprimés portent sur le dosage en principe actif (50 ou 100 mg). Le comprimé à 100 mg de miconazole est un comprimé homothétique du comprimé à 50 mg (mêmes composés, même proportions mais deux fois plus dosé).

- Principe actif : miconazole (50 ou 100 mg).

- Excipients : hydroxypropylméthylcellulose, concentré de protéines totales de lait (LR85F®), amidon de maïs, lactose monohydraté, eau purifiée, stéarate de magnésium, talc, laurylsulfate de sodium. (Liste des fournisseurs Annexe 1)

- Voie d'administration : voie buccale. Après administration, le comprimé est laissé dans la cavité buccale jusqu'à son érosion totale ou son détachement.

Les traitements seront randomisés de 1 à 18, la randomisation définissant l'ordre d'attribution des 3 produits à l'étude. Le premier volontaire inclus dans l'étude aura le numéro 1 et il lui sera affecté la boîte de traitement n°1.

Chaque boîte de traitement contient

- Les deux types de comprimés, (50, et 100mg), ces comprimés sont conditionnés dans des flacons unitaires en verre brun.
- Le gel est utilisé dans son conditionnement primaire commercial (tube).

L'étiquetage des flacons unitaires et du tube de gel comportera

- Le numéro de lot

- la date de péremption

- L'identification du produit suivant son ordre d'administration défini par la table de randomisation à respecter (« semaine 1 », « semaine 2 » ou « semaine 3 »)

Les trois traitements à l'étude dans leur conditionnement primaire sont disposés dans une boîte en cartons à trois compartiments. Ils sont placés dans leur ordre d'administration (de gauche à droite) : le traitement « semaine 1 » dans le compartiment de gauche, le traitement « semaine 2 » dans le compartiment du milieu, le traitement « semaine 3 » dans le compartiment de droite.

L'étiquetage de la boîte en carton comportera les informations suivantes

- Nom et adresse du promoteur de l'essai : BioAlliance Pharma, 15 Bd General Martial VALIN, 75015 Paris.
- Numéro de référence de l'essai : Protocole BA 2000/01/01
- Numéro du patient (1 à 18)
- Contenu des boîtes (2 flacons de verre contenant chacun un comprimé, un tube de gel accompagné d'une cuillère-mesure)
- La formule : « ce médicament doit être utilisé sous strict contrôle médical » ou tout autre formule préconisée par la réglementation locale pour des essais.

Il sera préparé 18 boîtes de traitement de façon à obtenir 18 volontaires traités analysables. Par ailleurs, en réserve, seront préparés 6 traitements de chaque type supplémentaire sans conditionnement secondaire, à n'utiliser qu'en cas de perte ou de casse (soit 6 flacons unitaires contenant et étiqueté « comprimé LP à 50 mg », 6 flacons unitaires contenant et étiqueté « comprimé LP à 100 mg », 6 tubes de gel). Le traitement perdu ou cassé sera remplacé par le traitement identique pris en réserve.

Le centre de l'étude sera approvisionné par Europhartech.

Lieu d'application du comprimé

Bouckeart et al [7] ont réalisé une étude concernant le lieu d'application, et ses effets sur l'adhésion d'un comprimé mucoadhésif et la libération du principe actif les résultats sont présenté dans le tableau suivant.

	Temps d'adhésion (min)	SSC (mg.min.ml^{-1})	$T^{>CMI}$ (min)	C_{max} (μg.ml^{-1})	t_{max} (min)
Le palais	210 (64)	34,1 (27.9)	255 (42)	252 (171)	69 (39)

La joue	243 (104)	20,3 (11,6)	285 (0)	130 (42)	156 (75)
Les gencives au niveau de la canine supérieur (fosse canine)	565 (177)	27,1 (6,5)	532 (97)	117 (40)	276 (90)

C_{max} : Concentration maximum obtenue

t_{max} : Temps écoulé avant atteindre la concentration maximum

$T^{>CMI}$: Temps où la concentration salivaire est supérieur à la CMI

SSC : Surface sous la courbe

Les résultats de l'étude de cette équipe sont basés sur l'hypothèse que le CMI du Miconazole est de l'ordre de 5 µg/ml, valeur mesuré dans une étude différent [4]. On peut noter que cette valeur est différente, des valeurs données par la société française de mycologie Médicale, car la société française a fournie la valeur correspondant à une souche standard du *Candida*, cette souche est différente de celle de l'étude menée par Bouckaert et al.

Il est évident que le lieu d'application potentiel qui correspond à notre objective est les gencives, car l'étude montre que le temps d'adhésion du comprimé est plus important sur les gencives, ce qui nous semble logique puisque les gencives sont l'endroit le moins mobile de la bouche.

La fosse canine est l'endroit idéal, car d'une part elle est située dans un endroit qui est moins affecté par les mouvements buccaux, et d'autre part elle est loin des ouvertures des glands salivaire ce qui la laisse peu touchée par l'effet du lavage salivaire, ce qui contribue au temps plus élevé de présence de l'antifongique dans la salive.

Organisation de l'étude

Les volontaires sont hospitalisés la veille du jour du traitement à 20 heures (J-1). Le lendemain, ils doivent terminer leur petit-déjeuner au plus tard à 8 heures du matin du jour de l'étude (J0). Un examen clinique avant l'administration du produit vérifie que les conditions de muqueuse normale soient toujours remplies et que le volontaire ne présente aucune affection contre-indiquant l'essai.

Le médicament de la semaine 1 de la boîte correspondant au sujet est administré à 8h30.

Le comprimé mucoadhésif est appliqué avec pression modéré sur la sur le vestibule ou sur la gencive au niveau de la fosse canine supérieure.

Le gel buccal est administré selon la notice du Daktarin 2% gel buccal, la posologie est de 2 cuillères-mesures en deux fois. La cuillère-mesure de 2,5 ml fournie avec le tube de gel est utilisé. Le sujet ne devrait pas avalez le gel immédiatement, mais le conserver dans la bouche le plus longtemps possible (2 à 3 minutes) avant de l'avaler. L'administration est fait à distance des repas ou de prise de boissons ou au moins 10 minutes après.

Un repas standard est donné entre 4 et 4,5 heures suivant l'heure d'administration (heure de la première administration dans le cas du gel). Les volontaires ne doivent pas se laver les dents après le repas.

Durant l'étude, les volontaires pouvaient boire à volonté à la paille exclusivement (minimum de 1,5 litre en plus des repas), après un délai de 1 heure après l'administration. Ils n'étaient plus autorisés à boire pendant les 10 minutes précédant le recueil salivaire. Les prélèvements salivaires et sanguins ont été réalisés selon le tableau suivant :

Jour	Temps	Action	Prélèvement
J-1	20h00	Accueil et hospitalisation du sujet	-
J0	7h30	Petit-déjeuner	-
	8h15	Examen clinique	-
	8h30		Prélèvement salivaire T0
	8h30 (après le prélèvement t0)	Administration du produit semaine 1	-
	9h00		Prélèvement salivaire T0.5
			Prélèvement sanguin t 0.5
	9h30		Prélèvement salivaire T1
			Prélèvement sanguin t1
	10h30		Prélèvement salivaire T2
			Prélèvement sanguin t2
	11h30		Prélèvement salivaire T3

		Prélèvement sanguin t3
12h00	2éme administration du produit s'il s'agit du gel	
12h30		Prélèvement salivaire T4
		Prélèvement sanguin t4
12h45	Déjeuner	-
13h30		Prélèvement salivaire T5
14h30		Prélèvement salivaire T6
15h30		Prélèvement salivaire T7
16h30		Prélèvement salivaire T8
		Prélèvement sanguin t8
17h30		Prélèvement salivaire T9
18h30		Prélèvement salivaire T10
19h00	Examen buccal et visuel	
19h30		Prélèvement

	20h30		salivaire T11 Prélèvement salivaire T12 Prélèvement sanguin t12
J+1	8h30		Prélèvement salivaire T24 Prélèvement sanguin t24

Les volontaires peuvent quitter l'Unité de Pharmacologie Clinique après le prélèvement à 12 heures. Ils reviennent le lendemain en visite (J+1) pour un prélèvement salivaire.

Après une période de latence d'une semaine, les même étapes précédentes sont répétées, mais avec le produit semaine 2, suite à une deuxième pause d'une semaine, le produit semaine trois est administré de la même façon.

Récolte et Analyse des données

Les Prélèvements salivaires sont récoltés dans un tube borosilicaté sur une période de 2 minutes (une minute avant et une minute après le temps donné du prélèvement). Les sujets sont invités à ne pas toucher le comprimé avec leur langue 10 minutes avant le prélèvement afin d'éviter d'avoir une concentration très élevée et surtout non représentative de la concentration réelle en miconazole dans la salive.

Les échantillons ont été recueillis dans des tubes spécifiques - pour les prélèvements salivaires : tube Falcon de 15 ml, - pour les prélèvements plasmatiques : tube héparine-lithium puis centrifugés.

Chaque prélèvement a été partagé en deux et introduit dans des petits tubes plastiques (Nunc), constituant deux lots séparés destinés l'un au dosage et l'autre à constituer une réserve en cas de problèmes. Ces tubes ont été congelés à - 20°C le jour même du prélèvement.

Les lots sont conservés dans des congélateurs séparés branchés sur des circuits électriques différents à -20°C dans l'attente du dosage. Si les échantillons ne sont pas utilisés pour le dosage, ils sont conservés pendant une durée minimale de 1 an.

La durée d'adhésion du comprimé est également notée. Elle est définie comme le temps au bout duquel le comprimé n'est plus visible dans le vestibule ou sur la gencive avec un contrôle sensitif externe effectué au moment de chaque prélèvement. Les circonstances de la fin de l'adhésion doivent être spécifiées (érosion ou détachement du comprimé). En cas de détachement, le temps est noté et le comprimé doit être avalé.

Un examen buccal général est effectué au temps 10 par la même personne que celle qui l'a réalisé avant l'administration du produit.

Le volontaire apprécie la tolérance et l'acceptabilité à l'aide d'une échelle visuelle analogique et d'un questionnaire. Le questionnaire propose 4 choix concernant l'acceptabilité d'une part, et la tolérance d'autre part (bonne, acceptable, modeste ou désagréable ; si désagréable, précisez). Le sujet devrait en outre préciser son traitement préféré.

Méthode analytique

Une méthode de dosage par Chromatographie Liquide Haute Performance (HPLC) a été retenue pour la quantification du Miconazole dans des échantillons salivaires.

Son principe est le suivant : après précipitation des protéines avec de l'acétonitrile et addition de nitrate d'econazole comme étalon interne, suivies d'une centrifugation, les surnageants sont analysés par HPLC avec détection aux Ultra-Violet (UV).

Conditions chromatographiques du dosage dans la salive par HPLC

Colonne : Nature : Lichrospher 100 RP18 (MERCK)

Tailles des particules : 5 µm

Diamètre : 4 mm

Longueur : 25 cm

Phase mobile	:	Méthanol: 82%
		Carbonate d'Ammonium 0.1%: 18%
		CH3COOH pH 6.5
Débit de la pompe	:	1.1 ml/min
Pression affichée	:	environ 2200 PSI
Temps de stabilisation	:	Environ 1 heure
Système de détection	:	UV
Longueur d'onde	:	220 nm
Type de branchement intégrateur	:	Computer
Volume d'injection	:	70 µl
Temps de rétention	:	EI : environ 9.2 minutes
		PA : environ 15.2 minutes
Temps de l'analyse (STM)	:	18 min
Atténuation de l'intégrateur	:	4

Résultats

Nous allons nous intéresser dans cette étape de l'étude aux résultats salivaires, la courbe de l'évolution de la concentration salivaire de chaque sujet suite à l'administration des différentes formes de miconazole est tracée dans les figures 115 à 132.

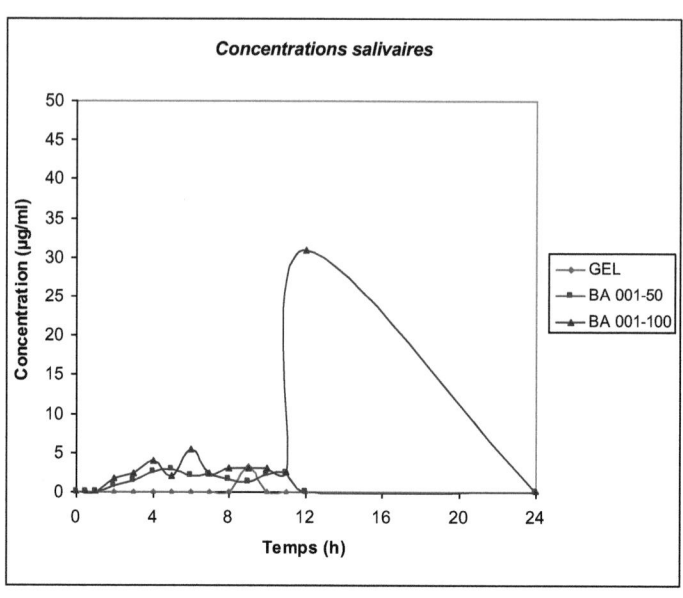

Figure 115 : Evolution dans le temps de la concentration salivaire du miconazole suite à son administration sous trois formes pharmaceutiques différentes (sujet 1).

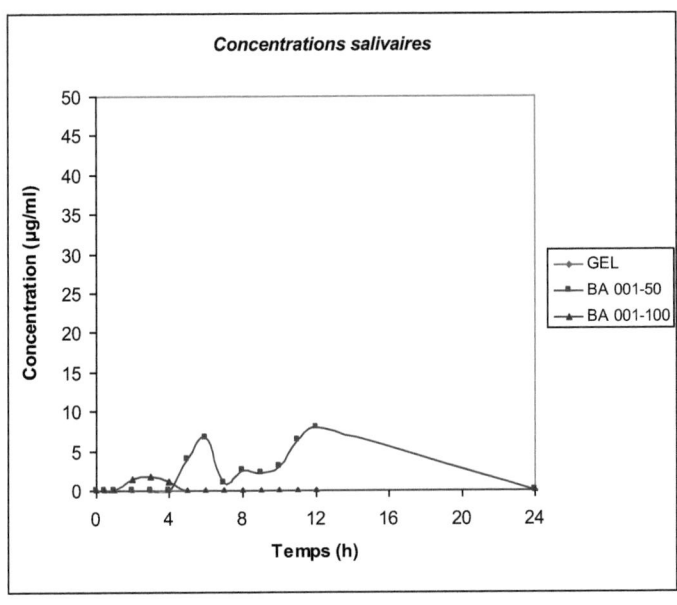

Figure 116 : Evolution dans le temps de la concentration salivaire du miconazole suite à son administration sous trois formes pharmaceutiques différentes (sujet 2).

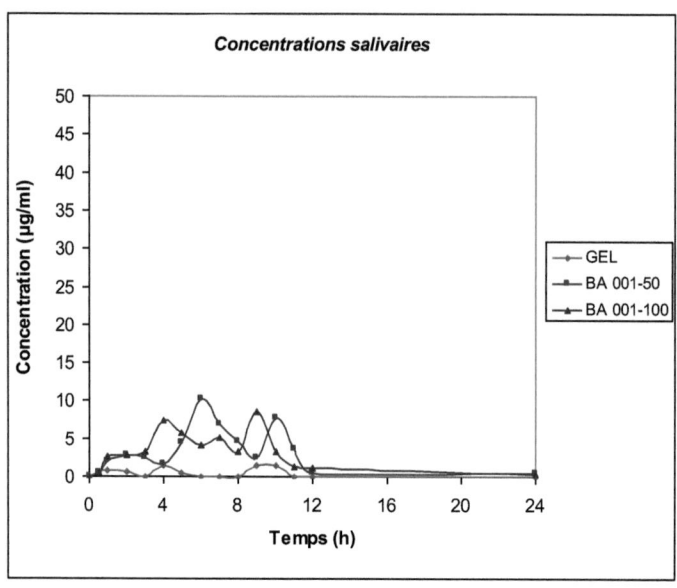

Figure 117 : Evolution dans le temps de la concentration salivaire du miconazole suite à son administration sous trois formes pharmaceutiques différentes (sujet 3).

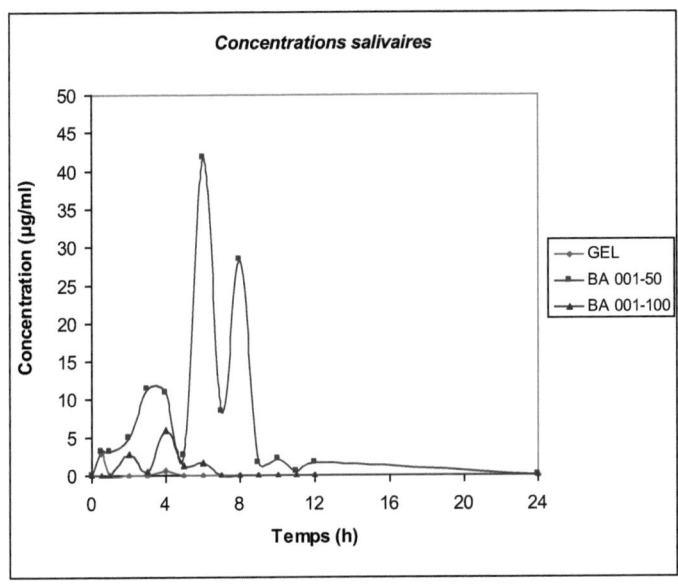

Figure 118 : Evolution dans le temps de la concentration salivaire du miconazole suite à son administration sous trois formes pharmaceutiques différentes (sujet 4).

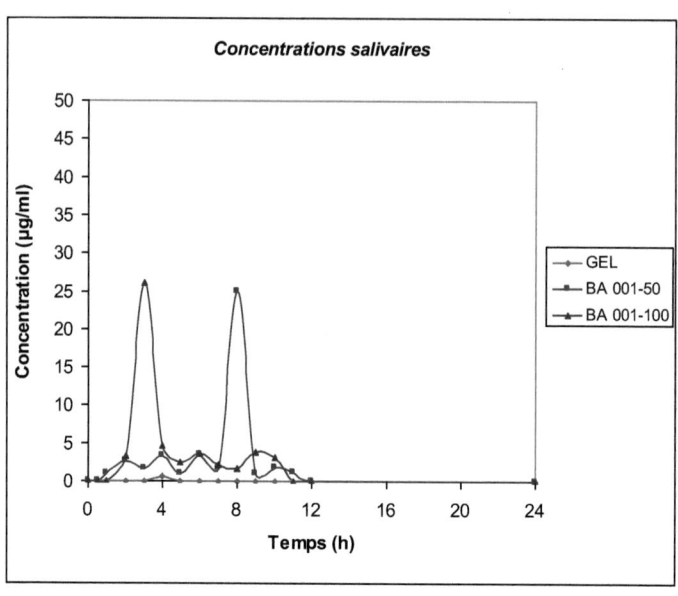

Figure 119 : Evolution dans le temps de la concentration salivaire du miconazole suite à son administration sous trois formes pharmaceutiques différentes (sujet 5).

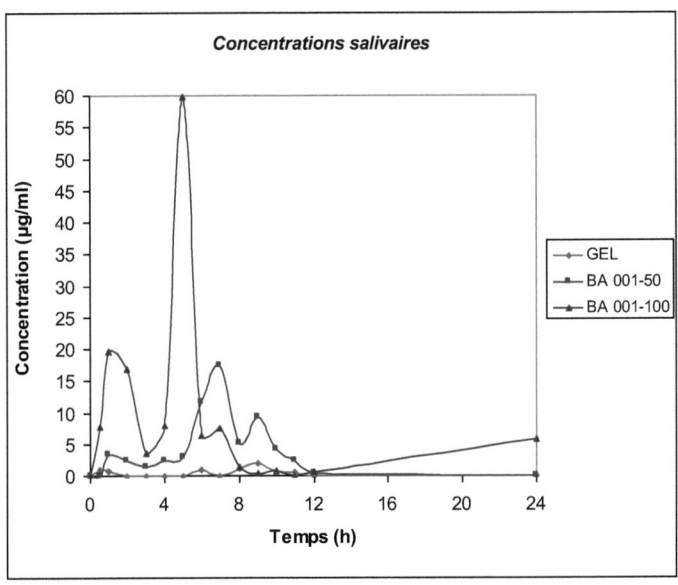

Figure 120 : Evolution dans le temps de la concentration salivaire du miconazole suite à son administration sous trois formes pharmaceutiques différentes (sujet 6).

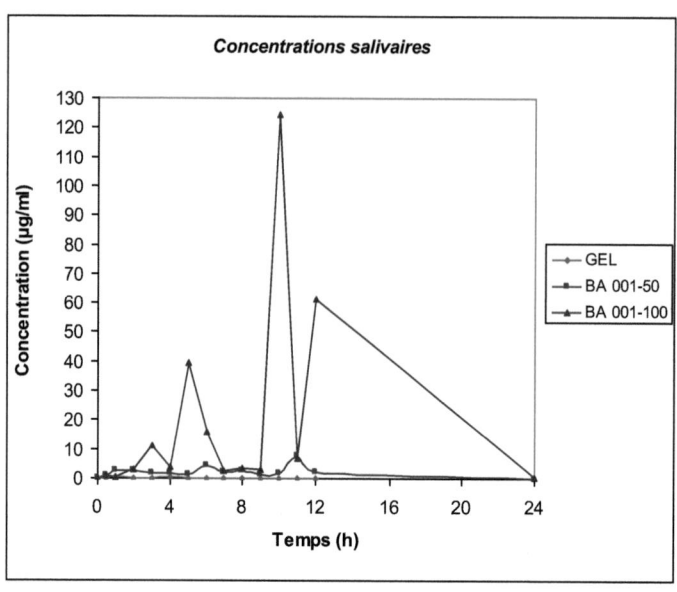

Figure 121 : Evolution dans le temps de la concentration salivaire du miconazole suite à son administration sous trois formes pharmaceutiques différentes (sujet 7).

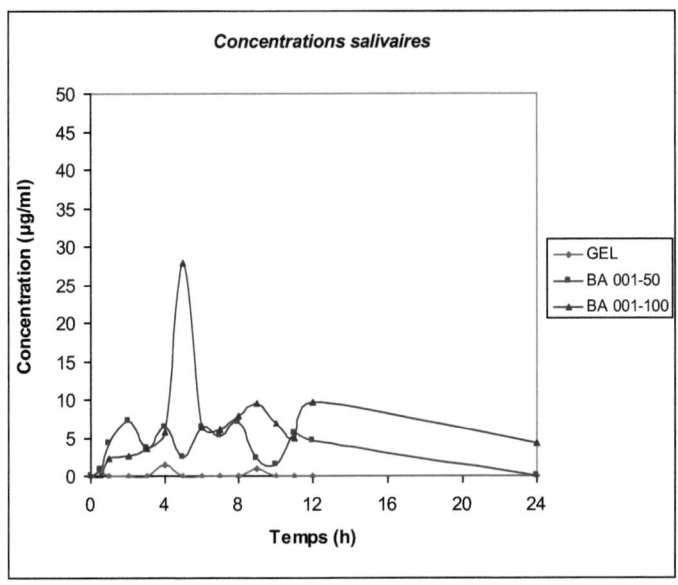

Figure 122 : Evolution dans le temps de la concentration salivaire du miconazole suite à son administration sous trois formes pharmaceutiques différentes (sujet 8).

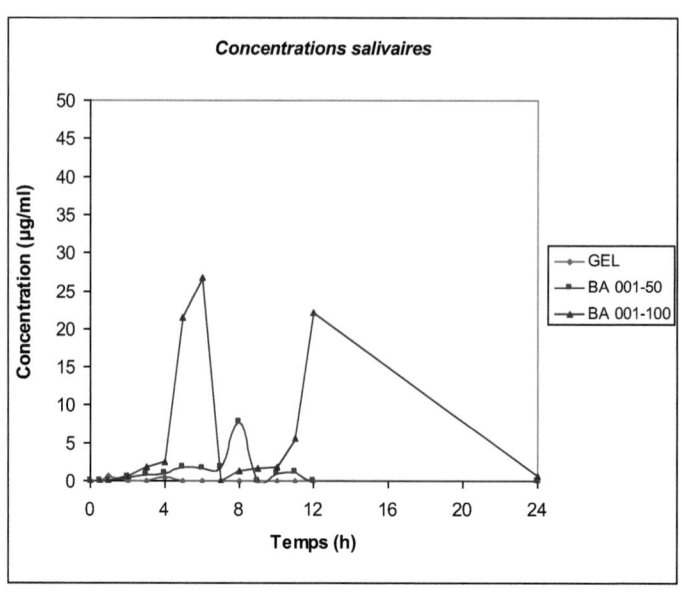

Figure 123 : Evolution dans le temps de la concentration salivaire du miconazole suite à son administration sous trois formes pharmaceutiques différentes (sujet 9).

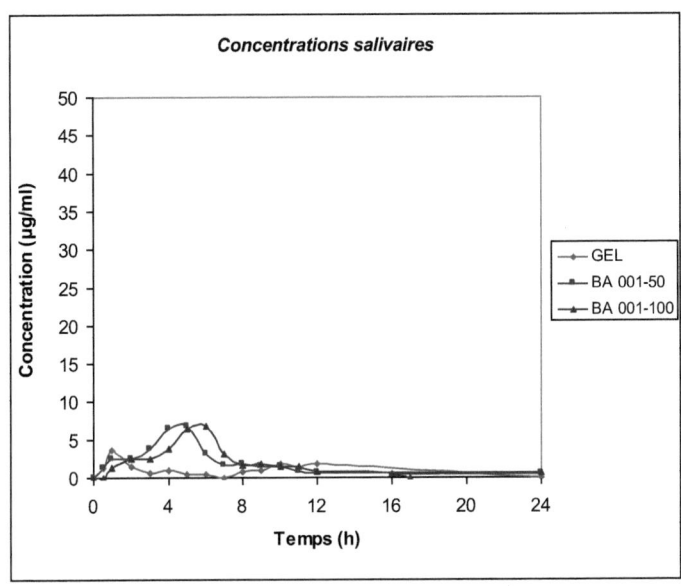

Figure 124 : Evolution dans le temps de la concentration salivaire du miconazole suite à son administration sous trois formes pharmaceutiques différentes (sujet 10).

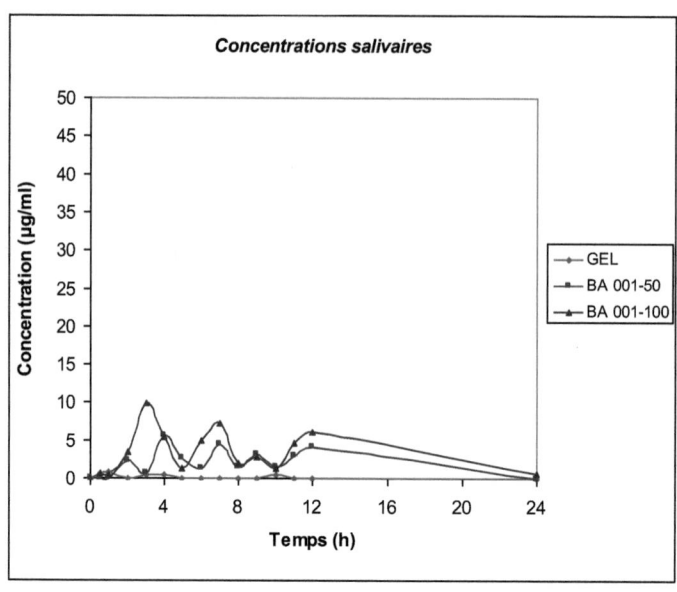

Figure 125 : Evolution dans le temps de la concentration salivaire du miconazole suite à son administration sous trois formes pharmaceutiques différentes (sujet 11).

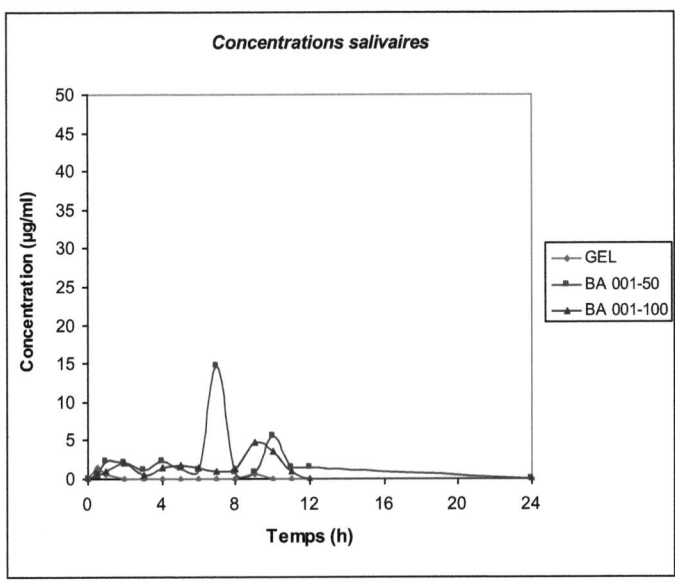

Figure 126 : Evolution dans le temps de la concentration salivaire du miconazole suite à son administration sous trois formes pharmaceutiques différentes (sujet 12).

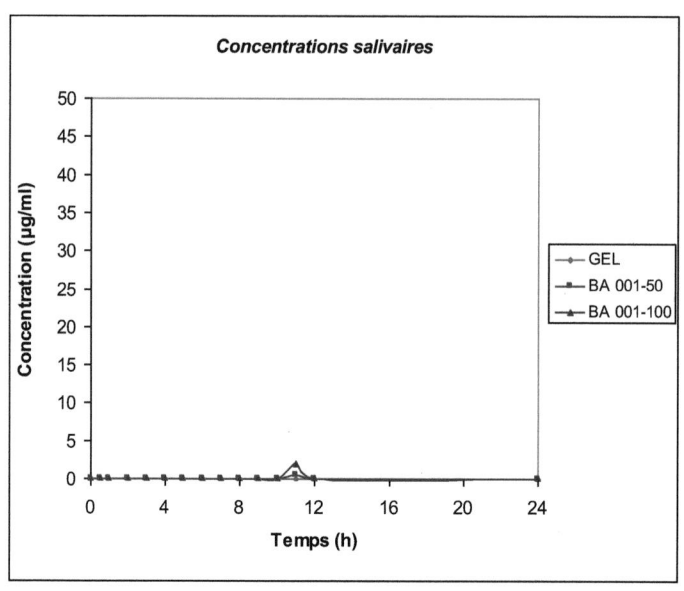

Figure 127 : Evolution dans le temps de la concentration salivaire du miconazole suite à son administration sous trois formes pharmaceutiques différentes (sujet 13).

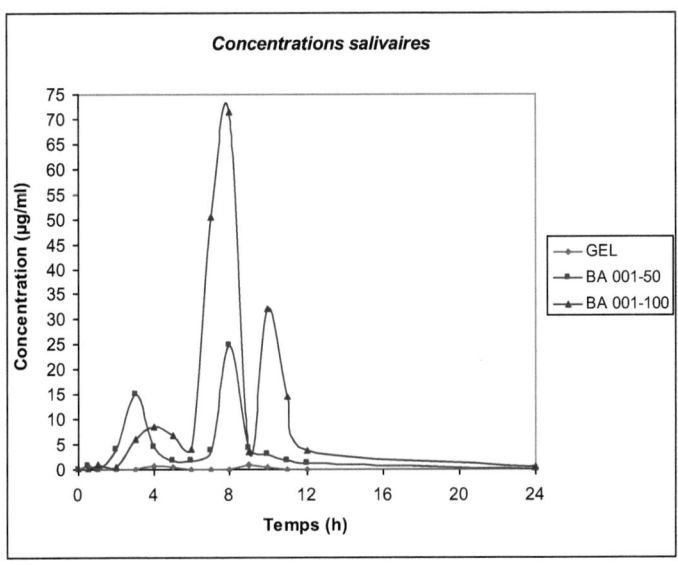

Figure 128 : Evolution dans le temps de la concentration salivaire du miconazole suite à son administration sous trois formes pharmaceutiques différentes (sujet 14).

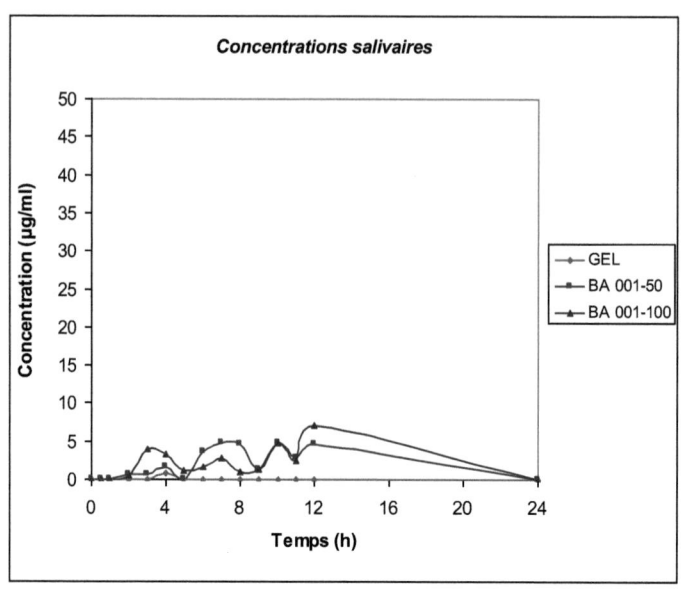

Figure 129 : Evolution dans le temps de la concentration salivaire du miconazole suite à son administration sous trois formes pharmaceutiques différentes (sujet 15).

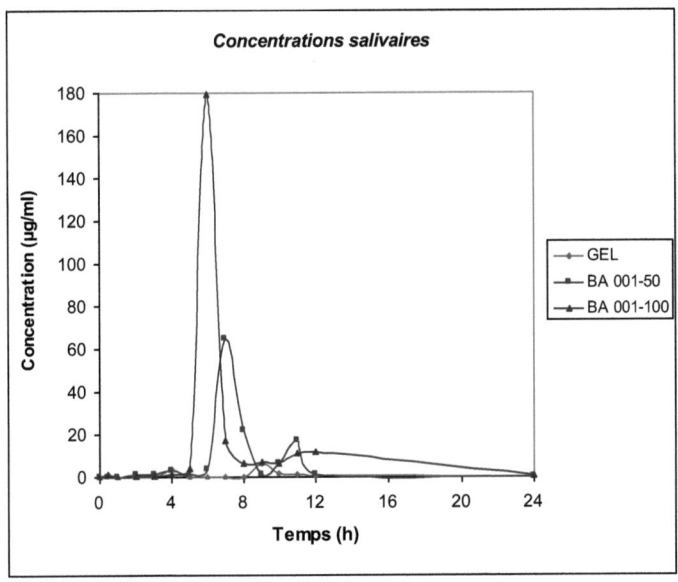

Figure 130 : Evolution dans le temps de la concentration salivaire du miconazole suite à son administration sous trois formes pharmaceutiques différentes (sujet 16).

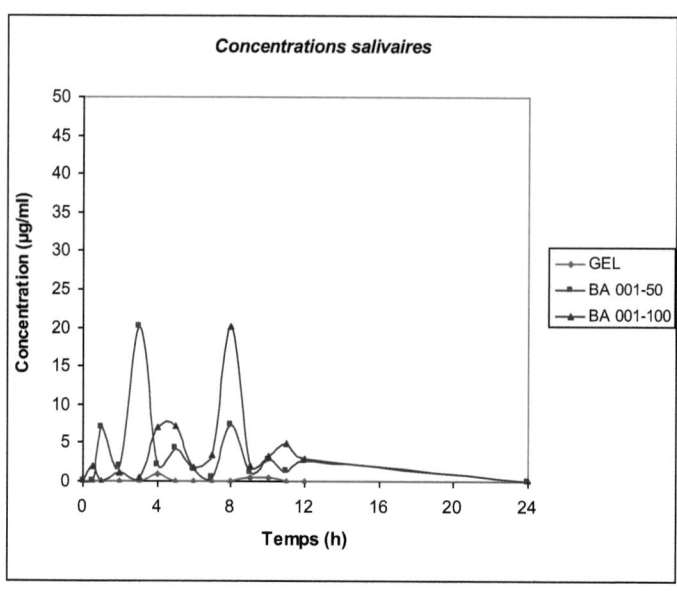

Figure 131 : Evolution dans le temps de la concentration salivaire du miconazole suite à son administration sous trois formes pharmaceutiques différentes (sujet 17).

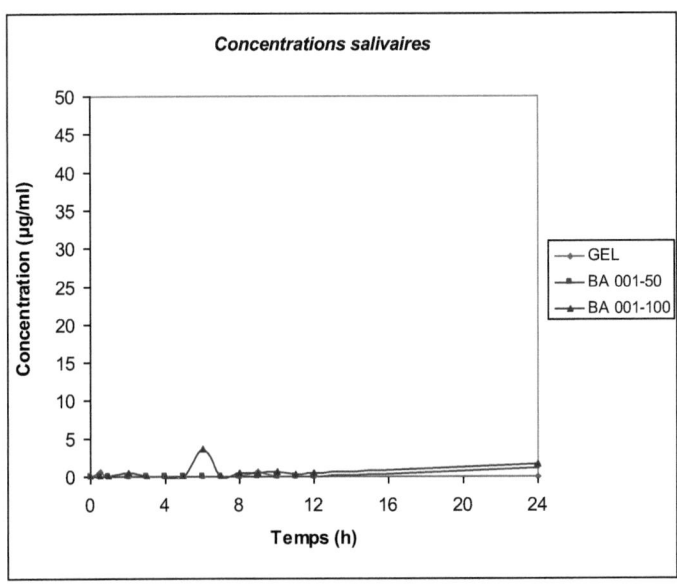

Figure 132 : Evolution dans le temps de la concentration salivaire du miconazole suite à son administration sous trois formes pharmaceutiques différentes (sujet 18).

Pour chaque temps de prélèvement, la moyenne des résultats obtenus chez les 18 sujets est calculée.

Cette moyenne des résultats pour comprimé 100 mg est présentée au tableau 48, nous avons obtenue la courbe présentée dans la figure 133.

Tableau 48 : La moyenne des résultats obtenus chez les 18 pour le comprimé 100 mg

Temps de prélèvement	La moyenne des résultas obtenus chez les 18 sujets
0	0
0.5	0.80
1	1.92
2	2.59
3	6.50
4	4.58
5	15.51
6	14.75
7	6.05
8	7.34
9	2.90
10	10.99
11	3.50
12	8.89
24	0.78

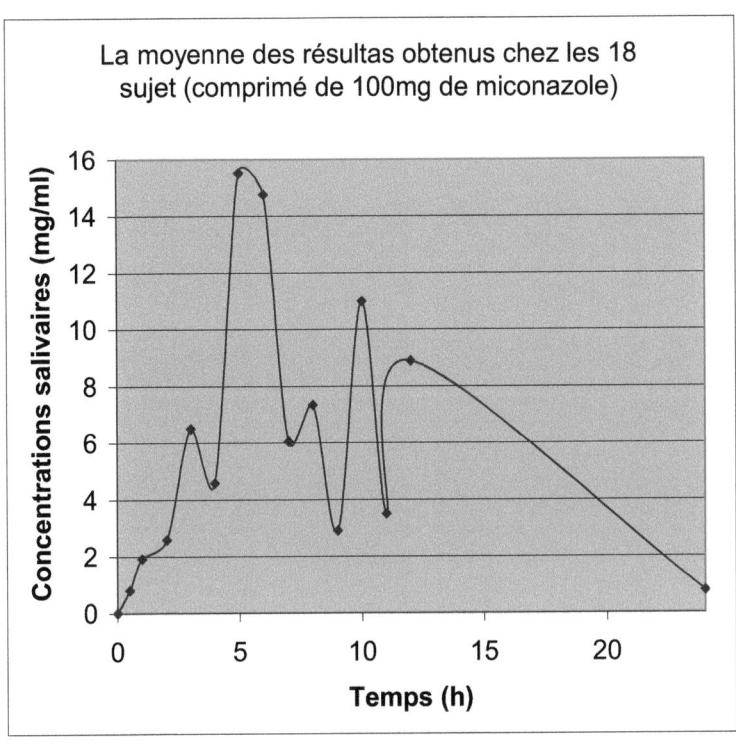

Figure 133 : La moyenne des résultats obtenus chez les 18 pour le comprimé 100 mg

Nous avons réalisé le même calcul pour les résultats obtenus avec un comprimé de 50 mg de miconazole (tableau 49, figure 134)

Tableau 49 : La moyenne des résultats obtenus chez les 18 pour le comprimé à 50 mg

Temps de prélèvement	La moyenne des résultats obtenus chez les 18 sujets
0	0
0.5	0.44
1	1.55
2	2.16
3	3.71
4	3.09
5	2.30
6	5.79
7	7.48
8	8.19
9	1.39
10	2.85
11	3.31
12	1.82
24	0.12

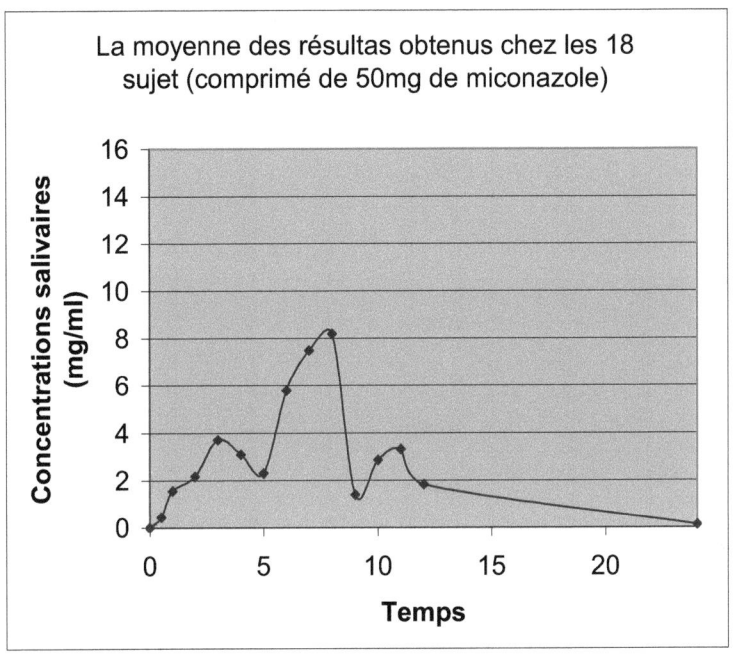

Figure 134 : La moyenne des résultats obtenus chez les 18 sujets pour le comprimé 100 mg

La même démarche est réalisé pour les résultats salivaires obtenus après administration du gel de miconazole (Daktarin®) (tableau 50, figure 135).

Tableau 50 : La moyenne des résultats obtenus chez les 18 pour le gel

Temps de prélèvement	Moyen des résultas obtenus chez les 18 sujets
0	0
0.5	0.63
1	0.28
2	0.13
3	0.06
4	0.72
5	0.08
6	0.08
7	0
8	0.11
9	0.99
10	0.37
11	0.16
12	0.14
24	0

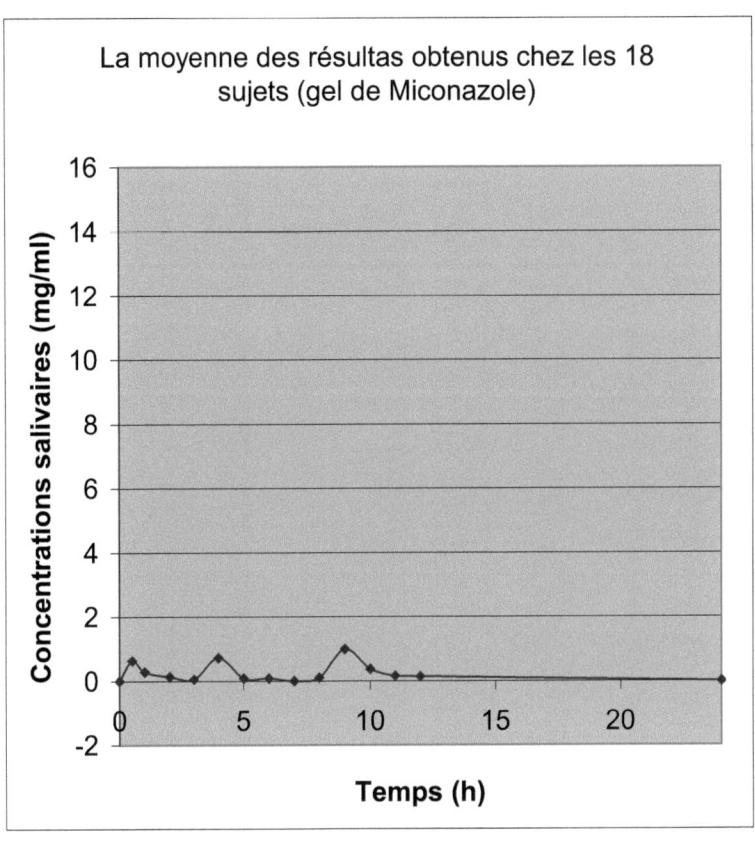

Figure 135 : La moyenne des résultats obtenus chez les 18 sujets pour le gel

Tests statistiques

Les paramètres pharmacocinétiques sont présentés dans le tableau 51 [119]

	Comprimé à 50 mg	Comprimé à 100 mg	Gel oral
C_{max} ($\mu g\ ml^{-1}$)			
Moyenne	15,1	39,1	1,6
Ecart type	16,2	49,3	1.,
intervalle	0.5-64,7	1,7-179,5	0-6,6
Coefficient de variation (%)	107,5	126,2	100,9
T_{max} h			
médiane	7	6	4
intervalle	2-24	3-12	0,5-9
SSC (0-12h) (($\mu g\ ml^{-1}\ h$)			
Moyenne	43,0	78,6	3,4
Ecart type	32,0	78,4	4,1
intervalle	0-117.3	2,0-244,0	0-13,9
Coefficient de variation (%)	74,4	99,7	120,9
SSC (0-24h) (($\mu g\ ml^{-1}\ h$)			
Moyenne	55,2	136,1	4,2
Ecart type	35,1	149,5	6,4

intervalle	0.5-128,3	2,0-607,0	0-24,2
Coefficient de variation (%)	63,5	109,8	152,1

La surface sous la courbe (SSC) en fonction du temps a été calculée pour les résultats obtenus, figure 136

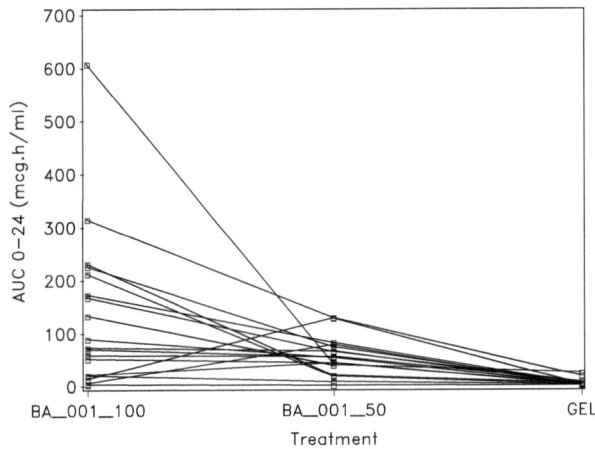

Figure 136 : SSC en fonction du temps a été calculée pour les résultats obtenus

La figure 137 présente la répartition de la SSC (0-24 h) en fonction de traitement

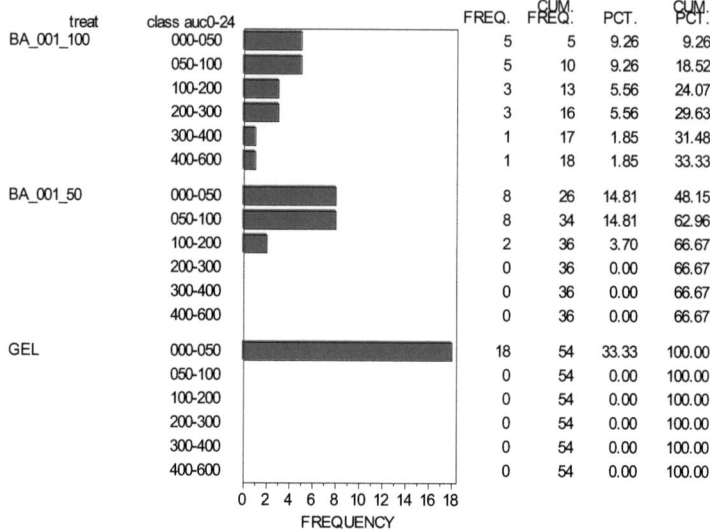

Figure 137 : répartition de la SSC (0-24 h) en fonction de traitement

La concentration maximale (C_{max}) de miconazole dans la salive en fonction du temps est mesurée, figure (138)

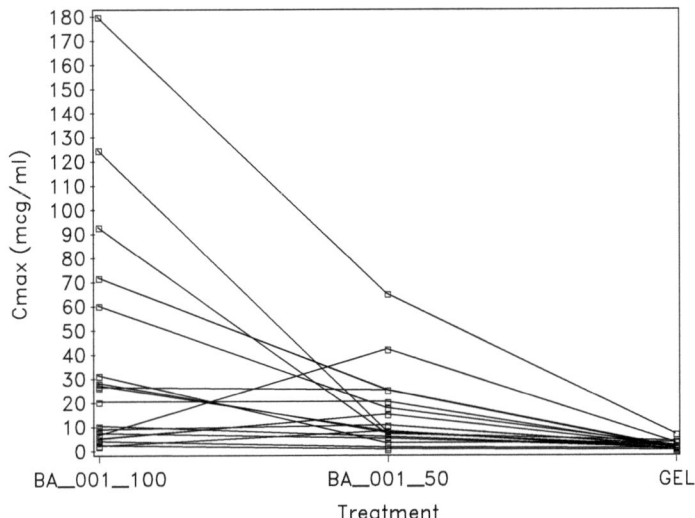

Figure 138 : La concentration maximale (C_{max}) de miconazole dans la salive en fonction du temps

La figure 139 présente la répartition de la concentration maximum (C_{max}) en fonction de traitement.

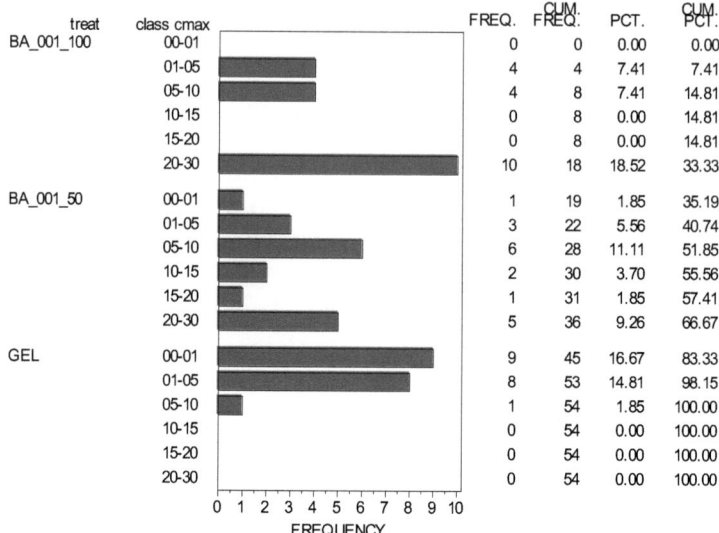

Figure 139 : la répartition de la concentration maximale (C_{max}) en fonction du traitement

La surface sous la courbe SSC (0-t_{max}) en fonction de traitement a été calculée, figure 140.

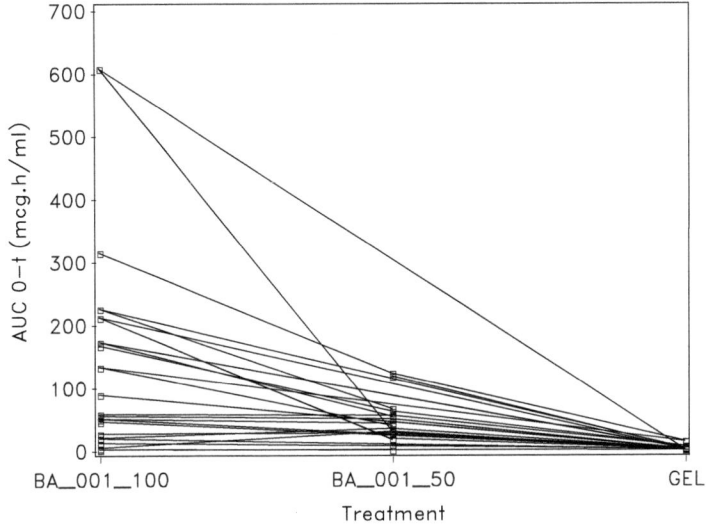

Figure 140 : SSC (0-t_{max}) en fonction de traitement

La figure 141 présente la répartition de la SSC (0-t_{max}) en fonction de traitement

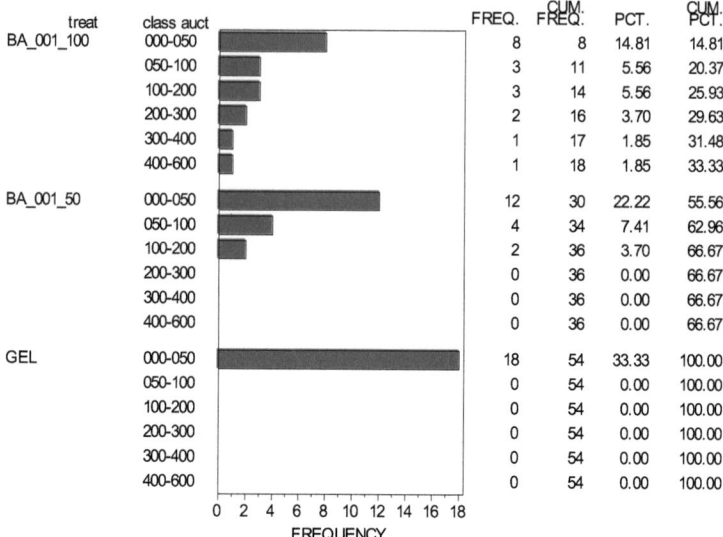

Figure 141 : la répartition de la SSC ($0-t_{max}$) en fonction du traitement

La surface sous la courbe SSC (0-12h) en fonction du traitement a été mesurée, (figure 142). La figure 143 présente la répartition de la SSC (0-12) en fonction du traitement.

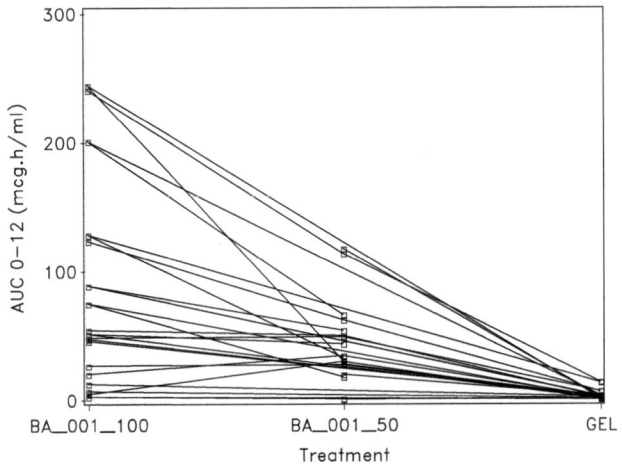

Figure 142 : SSC (0-12 h) en fonction de traitement

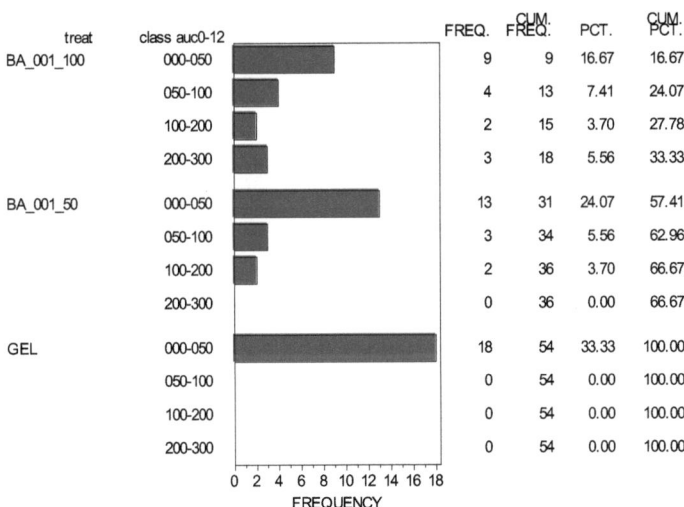

Figure 143 : la répartition de la SSC (0-12 h) en fonction de traitement

Les réponses des sujets à l'étude sur la tolérance et l'acceptabilité de chaque forme pharmaceutique ont été reparties entre les quatre réponses possibles selon la figure 144.

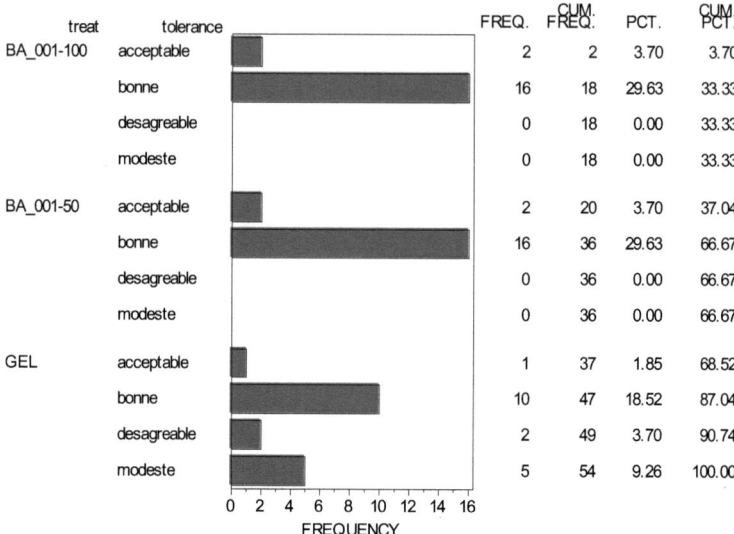

Figure 144 : la répartition des réponses concernant la tolérance du traitement

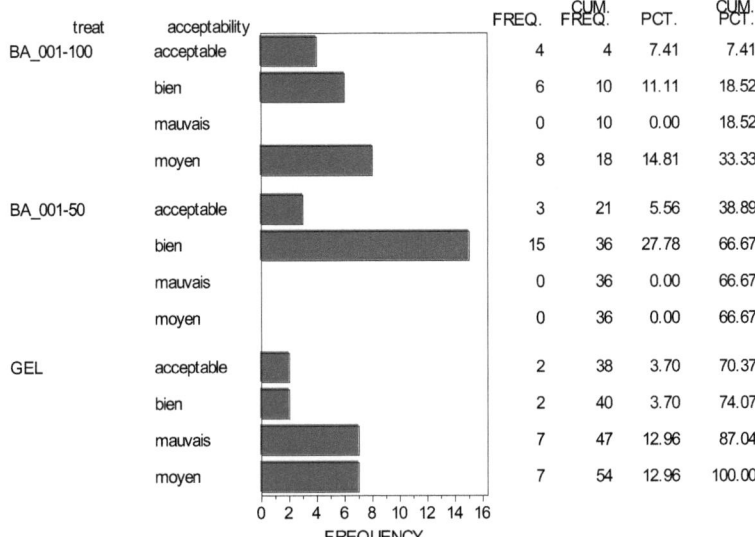

Figure 145 : la répartition des réponses concernant l'acceptabilité du traitement

La répartition des réponses concernant le traitement préféré est présentée dans la figure (146).

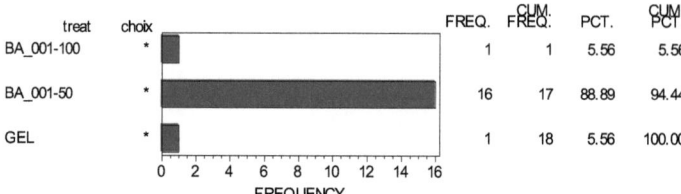

Figure 146 : répartition des réponses concernant le traitement préféré

La répartition de la durée d'adhésion est présentée dans la figure 147. La figure 148 présente la répartition des raisons de la fin d'adhésion.

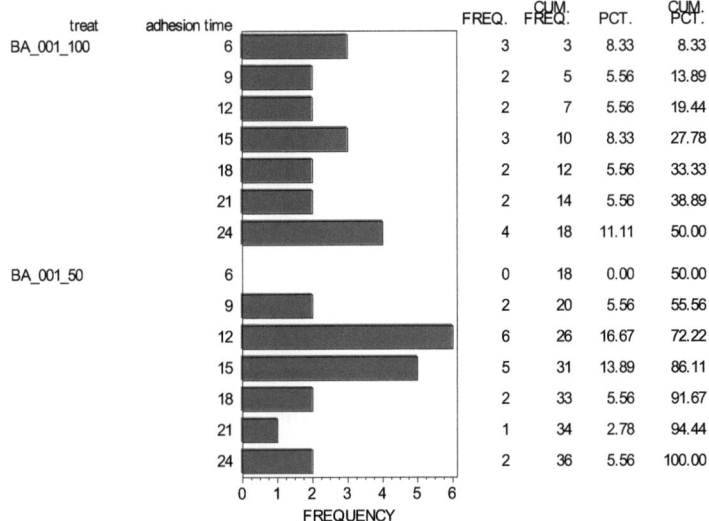

Figure 147 : La répartition de la durée d'adhésion

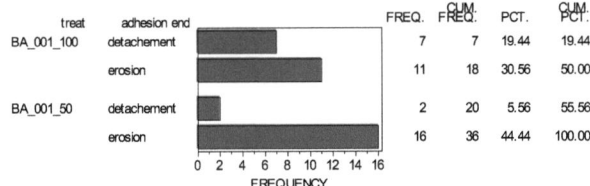

Figure 148 : Les raisons de la fin d'adhésion

Discussion

Il est clair qu'avec le comprimé mucoadhésif développé, nous avons pu garder une concentration supérieure à la concentration minimum inhibitrice décrite dans la littérature qui est de l'ordre de 0,5 mg/ml [4]. Cette concentration était maintenue au bout de 24 heures avec un comprimé de 100 mg de miconazole, et plus de 12 heures avec un comprimé de 50 mg.

Par contre à la suite de l'administration du gel buccal de miconazole (Daktarin®), cette concentration efficace est seulement présente 1 à 2 heures après l'administration.

Le pic de concentration de miconazole est présent entre 5 à 8 heures après l'administration des comprimés (50 et 100 mg) : le pic avec le comprimé à 50 mg apparaît de façon plus tardive qu'avec le comprimé de 100mg, peut être à cause de la différence des volumes des comprimés qui fait que le comprimé de 100 mg dispose d'un surface plus grande, donc il est plus exposé à la salive. Cela aussi pourrait être attribué à la quantité de surfactant (LSS) qui est plus importante, ce qui contribuerait à une libération relativement plus rapide. Mais cela pourrait être tout simplement due à la large variabilité interindividuelle de l'environnement buccal (sécrétion salivaire variable selon plusieurs paramètres incontrôlables).

Alors que le profil théorique de la courbe de la concentration salivaire devrait présenter une croissance après l'administration jusqu'au pic de concentration, suivi par une décroissance de la concentration jusqu'à disparition complète du produit, nous constatons une diminution de la concentration entre 4 et 10 heures, ce qui est tout à fait normal car ces temps correspondant selon le protocole à des heures de repas dans la journée (Midi et 18h00). De plus comme la sécrétion salivaire augmente avec la mastication, cette diminution est due à une augmentation de la quantité de salive, donc une dilution et non à la diminution réelle de la quantité du miconazole.

Les résultats de l'étude *in vivo* ont confirmé les résultats obtenu *in vitro*, on peut donc considérer qu'une seule administration d'un comprimé est suffisante pour le traitement de la candidose buccale puisque une concentration supérieure à la CMI est maintenue pendant plus de 12 heures suite à l'application des comprimés à 50 mg de miconazole, et 24 heures avec le comprimé à 100 mg.

Avec un comprimé de miconazole à 50 mg, la concentration salivaire est suffisante pour avoir les effets thérapeutiques souhaités pendant plus de 12 heures. Comme deux administrations journalières sont envisagées, il est donc inutile d'exposer le patient à une quantité plus importante de miconazole, d'autant que les résultats plasmatiques montre un certain mais faible passage de miconazole à travers la muqueuse buccale vers le sang.

Tolérance et adhésion

Les résultats de l'adhésion sont conformes aux attentes sauf pour le comprimé à 100 mg qui a enregistré un temps d'adhésion de moins de 6 h alors que le temps minimum d'adhésion pour le comprimé de 50 mg était de 9 h.

Le comprimé était préférable par rapport au gel pour 17 sujets sur 18, et le comprimé de 50 mg était la forme préférable par rapport au comprimé de 100 mg pour 16 sujets su 18.

Nous avons alors retenu ce comprimé, et la formulation finale adoptée est celle à 50 mg de miconazole.

Conclusion Générale

Les atteintes buccales par le *candida albicans* sont des pathologies difficiles à traiter. En effet, la bouche est un milieu complexe (mouvements de la mastication et de la parole, sécrétion de la salive, et anatomie et histologie spécifique de la muqueuse buccale).

Durant ces dernières années de nombreuses études ont été consacrées au développement des nouvelles formes muco adhésives. Le but de notre travail était de développer un comprimé antifongique mucoadhésif, d'application facile, capable de libérer l'antifongique dans la salive de façon constante afin de garder une concentration salivaire supérieure à la CMI du principe actif.

Après un rappel de l'anatomie et l'histologie de la cavité buccale, la candidose buccale est étudiée et présentée (les causes favorisantes, les formes cliniques, le diagnostic et le traitement), suivi par une présentation de la muco adhésivité et les mucoadhèsifs, les caractéristiques du comprimé à développer ont été précisé.

Ces caractéristiques sont les suivantes :

1. une libération lente qui dure au moins 12 h dans le milieu buccal ce qui permet deux applications journalières du dispositif.

2. une adhésion suffisante du comprimé à la muqueuse buccale permettant de le maintenir en position tout au long de duré de la libération

3. une efficacité antifongique du principe actif libéré du comprimé contre le *candida albicans*

4. une facilité d'application et absence d'irritation provoquée par le comprimé.

Le principe actif utilisé est un antifongique azolé (le miconazole) qui présente un coût moins élevé, qui est moins toxique que les polyénes, et dont la manipulation galénique est plus facile. La substance adhésive intégrée dans le comprimé est des protéines de lait, substance naturelle, et bien acceptée par les tissus buccaux.

Pour l'évaluation de l'adhésion in vitro des excipients et des comprimés un texturomètre a été utilisé, avec un protocole spécifique et validé. Cette étude a permis le choix entre plusieurs origines de protéines de lait. La protéine LR85F a été choisie car elle a présenté la force d'adhésion la plus importante. Il a été également prouvé que le metolose® incorporé à la formulation présentait aussi un pouvoir bioadhésif mais sa durée in vivo est connue comme courte.

La méthode d'étude *in vitro* de la libération du miconazole des comprimés a été aussi mise au point et validée avant de l'utiliser pour comparer plusieurs formule et choisir celle qui libère le principe actif à une vitesse convenable (pendant 8 heures *in vitro*). Le milieu de dissolution du miconazole utilisé est une solution de laurylsulfate de sodium à 0,5 mg/100ml et l'appareil utilisé est l'appareil à palette tournante.

L'efficacité antifongique a été mesurée avec une méthode expérimentale mise au point en collaboration avec le laboratoire de Parasitologie de C.H.U de Clermont Ferrand. Cette méthode nous a permis de découvrir que le laurylsulfate de sodium présentait aussi un effet antifongique vis-à-vis du *candida albicans* pas aussi marqué que le méthanol.

Suite à ces résultats, des recherches ont été menées afin de trouver une solution pour solubiliser le miconazole tout en restant neutre vis-à-vis des levures du *candida albicans* mais en vain. Il a été alors décidé d'intégrer le laurylsulfate de sodium dans le comprimé afin de profiter à la fois de ses propriétés tensioactives et de ses effets antifongiques même s'ils sont minimes.

Après avoir montré *in vitro* la libération lente de l'antifongique, le pouvoir adhésif, une étude *in vivo* a été menée pour confirmer ces résultats.

Les objectifs de cette étude étaient de déterminer :

    a. la pharmacocinétique salivaire du miconazole à partir de 2 types de comprimés à libération prolongée à 50 ou 100 mg chez 18 volontaires sains et de les comparer à celles obtenues avec un gel buccal contenant 125 mg de miconazole à libération immédiate, dans les mêmes conditions.

b. la tolérance clinique des comprimés bioadhésifs buccaux de miconazole.

c. d'apprécier, sur des critères organoleptiques (goût, taille, confort) et d'influence sur le mode de vie, l'acceptabilité du comprimé bioadhésif buccal.

Les résultats obtenus ont montré qu'une concentration supérieure à la concentration minimale inhibitrice décrite dans la littérature est maintenue pendant 24 heures avec un comprimé à 100 mg de miconazole, et plus de 12 h avec un comprimé à 50 mg alors que après l'administration d'un gel buccal de miconazole (Daktarin®), cette concentration efficace est seulement présente 1 à 2 heures après l'administration. Le comprimé à 50 mg a été mieux accepté par les sujets de l'étude (16/18), et il a adhéré plus longtemps sur la muqueuse buccale (tous les comprimés sont restés plus de 9 h).

Les résultats de l'étude *in vivo* ont confirmé les résultats obtenu *in vitro*. On peut donc considérer qu'une seule administration est suffisante pour le traitement de la candidose buccale puisque une concentration supérieure à la CMI est maintenue pendant plus de 12 heures après l'application du comprimé à 50 mg de miconazole, et 24 heures avec le comprimé à 100 mg.

Avec deux administrations journalières ,il est inutile d'exposer le patient à une quantité plus importante de miconazole, surtout lorsque les résultats plasmatiques montrent un certain mais faible passage de miconazole à travers la muqueuse buccale vers le sang.

C'est pour toutes ces raisons que la formulation avec 50 mg de Miconazole a été finalement adoptée.

Cette forme est bien acceptée par les patients, et son administration dans la fosse canine la maintient loin des effets des mouvements de la mastication et de la parole.

L'adhésion de ce comprimé est assuré par les protéines de lait, d'où son originalité, qui créent des forces d'adhésion modérées, ce qui garde une muqueuse intacte au lieu d'application.

L'ensemble de ce travail devrait servir de base pour le développement d'autre comprimé contenant des principes actifs d'activités thérapeutiques différents surtouts destinés à traiter des effets localisés au niveau buccal. Cependant les autres muqueuses peuvent être aussi utilisées comme par exemple voie vaginale avec des principes actifs particulièrement intéressants pour cette voie d'administration.

Références

[1] AIACHE J.M. ,AIACHE. S., RENOUX. R. *Initiation à la connaissance du médicament*. MASSON, 120. Bd Saint-Germain. 75006 PARIS). 1989

[2] HARDMAN. J., LIMBIRD. L., MOLINOFF. P., RUDDON. R. *The pharmacological basis of therapeutic.10th Editions*. MC GRAW HILL PUBL. 2002.

[3] HARRIS. D. ROBINSON.J. R., *Drug delivery via the mucous Membranes of the oral cavity*. J. Pharm. Sci. VOL 81 No. 1, January. 1992.

[4] NAOZAKI. Y., OHTA. M., CHIEN. Y.-W. *Transmucosal controlled systemic delivery of isosorbide dinitrate: in vivo/ in vitro correlation*. J. Control. Release. 43. 105-114. 1997.

[5] YAZIKSIZ ISCAN. Y., CAPAN. Y., SENEL. S., SAHIN. M. F., KES. S., DUCHENE. D., HINCAL. A. A. *Formulation and in vitro/in vivo evaluation of buccal bioadhésive captopril tablets*. S.T.P Pharma Sci. 8 (6) 357-363 1998.

[6] GANEM-QUINTANAR G., JACQUES Y., FALSON-RIEG F., BURI P. *Lipid extracting effect of ethanol on keratinized oral mucosa*. Pharm Res. 15(3). 495-8.1998

[7] BOUCKAERT S., SCHAUTTET H., LEFEBVRE. A., RAMON. J. P., VAN CLOOSTER. R. *Comparison of salivary concentrations after administration of a bioadhésive slow-release buccal tablet and an oral gel*. Eur.J .Clin. Pharmacol.

43(2). 1327-40. 1992.

[8] NAGAI T., KONICHI R. *Buccal/gingival drug delivery systems*. J. Control. Release 6. 353-360. 1987.

[9] RATHBORNE. M. J. HADGRAFT. J. *Absorption of drugs from the human oral cavity*. Int. J. Pharm. 74, 9-24. 1991.

[10] CHIEN. Y. W. *Biopharmaceutics basis for transmucosal delivery*. S. T. P Pharm Sci. 5 (4). 257-275. 1995.

[11] KUSUHARA. H., SUZUKI. H., SUGIYAMA. Y. *The role of P-Glycoprotein and canalicular multispecific organic anion transporter in the Hepatobiliary excretion of drugs*. J. Pharm. Sci.. Vol 87. No9. 1025.1998.

[12] BOARD. P., NISHADA. T., GATMAITAN. Z., CHE. M.,. ARIAS. I. M. *Erythrocyte membrane transport of glutathione conjugates and oxidized glutathione in the Dubin-Jhonson in rats with hereditary hyberbilirubinemia*. Hepatology. 15. 722-725. 1992

[13] AWASTHI S., SINGHAL S. S., SRIVASTAVA S. K., ZIMNIAK. P., BAJPAI. K. K., SAXENA. M., SHARMA. R., ZILLER. S. A. R., FRENKEL. E. P., SINGH. S. V., et al. *Adenosine triphosphate-dependant transport of doxorubicin, daunomycin, and vinblastine in human tissues by a mechanism distinct from the P- Glycoprotein*. J. Clin. Invest. 93. 958-965. 1994.

[14] NOZAKI. Y., YUKIMATSU. K., MAYUMI. T. *A new transmucosal therapeutic system for the systemic delivery of isosorbide dinitrate : in vitro and in vivo evaluation in beagle dogs*. S. T. P Pharm Sci 6 (2). 134-141. 1998.

[15] VEILLARD. M. M., LANGER.M. A., THOMAS. W., ROBINSON. M. R., ROBINSON. J. R. *Preliminary studies of oral mucosal delivery of peptide drugs*. J. Control. Release. 6. 123-131. 1987.

[16] MAC QUAY. H. J., MOORE. R. A., BULLINGHAM. R. E. S., DAWN. C., BALDUIN. D., ALLEN. M. C., GLYNN C. J., LLOYD. J. W. *High systemic relative bioavailability of oral morphine in both solution and sustained release formulation*. In : Advances in morphine therapy (1983), WILKS. E., Royal Society of Medecine international congress and symposium series, 64, Academic Press, London.

[17] RUSSO. E. *Forme di dosaggio mucoadesive : studio di formulazione, rilascio e diffusione in vitro*. Tesi di Dottorato di ricera in tecnologia e legislazione del farmaco e delle molecole bioattive. Universita Degli Studi Di Genova. Genova. 1996.

[18] Dictionnaire Vidal (2004),Vidal, ISSY LES MOULINEAUX. Paris.

[19] CHIDAMBARAM. N., SRIVATSAVA. A. K.
Buccal drug delivery systems. Drug Dev Ind Pharm. 21(9), 1009-1036.1995.

[20] HOOGSTRASTE. A. J., VERHOEL. J., SCHRIJVERS. A. H. G. J., A.PIJPERS., VAN LEENGOED. L. A. M. G., VERHEEIDEN. J. H. M.,

JUNGINGER. H. E., BODD. H. E. *In vivo buccal delivery of macromolecular drugs*. Proc. 1st world meeting APGI/APV, Budapest, 9/11 May 1995.

[21] NAIR. M., CHIEN. Y.-W. *Buccal delivery of progestationl steroids : I. Characterization of barrier properties and effect of penetrant hydrophilicity*. Int. J. Pharm. 89. 41-49. 1993.

[22] VOORSPOELS. J., DE SY. W., REMON. J. P. *Bioavailability of testosterone using a bioadhesive tablet with penetration enhancers in dogs*. Proc. 1st world meeting APGI/APV, Budapest, 9/11 May 1995.

[23] NAGAI. T., KONICHI. R. *Buccal/gingival drug delivery systems*. J. Control. Release. 6. 353-360.1987.

[24] KHANNA. R., AGARWAL. S. P., AHUJA. A. *Muccoadhesive buccal tablets of clortimazole for oral candidiosis*. Drug Dev Ind Pharm.23 (8), 831-837 .1997.

[25] SVEINSSON. S. J. HOLBROOK. W. P. *Oral mucosal adhesive ointment containing liposomal corticosteroid*. Int. J. Pharm, 95. 105-109. 1993.

[26] RACADOT. J., WEILL. R. 1973. *Histologie Dentaire*., MASSON et Cie (120. Boul Saint-Germain. 75006 PARIS).

[27] CLEATON. J. *Surface characteristics of cell from different layers of keratinized and non keratinized oral epithelia*. J. Periodont Res. 10. 79-87. 1975.

[28] AURIOL M., LE CHARPENTIER. Y. *Histologie de la muqueuse buccale et maxillaire.* Encycl Méd-Chir. (Elsevier . Paris), Stomatologie. 22-007-M-10,1998, 9P.

[29] WERTZ. P. W., SQUIER. C. A. *Cellular and molecular basis of barrier function in oral epithelium.* Crit. Rev. Ther. Drug Carrier Syst. 8. 237-269. 1991.

[30] STEVENS. A., LOWE. J. *Human Histology*, 2nd ed. Elsevier.1996.

[31] GANEM-QUINTANAR. G., FALSON-RIEG. F., BURI. P. *Contribution of lipid components to the permeability barrier of oral mucosa.* Eur. J. Pharm. BioPharm. 44. 107-120. 1997.

[32] MERIOT. F. *La muco adhésion : théorie, méthodes d'études, polymères, formes pharmaceutique et voies d'administration.* Thèse pour l'obtention du diplôme d'état de docteur en Pharmacie. Faculté de pharmacie de Tours, 1997.

[33] KAABER. S. *The permeability and barrier functions of the oral mucosa with respect to water and electrolytes.* Acta. Odontal. Scand., Suppl. n° 66. 1974.

[34] GOLDBERG. M. Histologie et biologie buccale. Paris : Masson, 1989.

[35] MACKENZIE. I. C., BINNIE. W. H. *Recent advances in oral mucosal research.* J. Oral. Pathol.12. 389-415. 1983

[36] YOUNG J. A., COOK. D. L. *The Major Salivary Glands. In : Comprehensive Human Physiology*, 2 : 1309-1326. (Springer-Verlag Berlin Heidelberg, 1996).

[37] K.WILKINSON P. *Pharmacokinetics of Ethanol : A Review*. Alcoholism: Clinical and Experimental Research. 4 : 6-20, 1980.

[38] KNOTT C. *Excretion of drugs into saliva. In Human saliva* : Clin Chem Microbio., 177-201, 1989.

[39] ABOU-RABII. I., BACONNIER. P., BESSARD. G., VINCENT. F. Modélisation des échanges d'alcool entre salive et sang. Toxicorama, Vol. X. n° 1. 32-37. 1998

[40] WOOD J. H., FLORA K.P., NARASINHACHARI N., BAKER C.A. *Methods finding*. Exp. Clin. Pharmacol. 4 : 225-260, 1982.

[41] WAGNER J.G. *Biopharmaceutics and Relevant Pharmacokinetics*. First edition. PP 26-31. 45-50, Drug Intel. Pub. Hamilton. Illinois. 1971.

[42] MATIN S. B., WAN S.H., KARAM J.H. *Pharmacokinetics of tolbutamide ; prediction by concentration in saliva*. Clin. Pharmacol. Ther. 16 : 1052-1258, 1974.

[43] KNOTT C., REYNOLDS F. *The place of saliva in antiepileptic drug monitoring*. Ther. Drug. Monit., 6 : 34-35. 1984.

[44] IDOWU O. R., CADDY B. *A review of the use of saliva in the forensic detection of drugs and others chemicals*. J. Forensic Sci. 22 : 123-135, 1982.

[45] CRESPY. C. *Anatomie Cervico-faciale. "Ostéologie crânio-faciale. Anatomie descriptive de la face et du cou"*. Paris, Vol 1, 434 p. 1967.

[46] NETTER. F. H. *Digestive system. In : The CIBA collection of medical illustrations*, part I, 3, New York, 1971.

[47] KUFFER. R., BADILLET. G., *Mycoses bucco faciales*. Encycl Méd Chir (Paris-France), Stomatologie-Odontologie I, 22-045-M- 10, 1995, 30 p.²

[48] VANBREUSEGHEM. R., DE VROEY. CH., TAKASHIO. M. *Guide pratique de mycologie médicale et vétérinaire*. Masson. Paris. 1978.

[49] DELORME. J., ROBERT. A., *Mycologie médicale*. DECARIE INC. Mont-Royal. 1997.

[50] GOLA. V. *Les candidoses buccales et oro-pharyngées : aspects cliniques et thérapeutiques*. Thèse pour l'obtention du diplôme d'état de docteur en Pharmacie., Marseille. 1996.

[51] LENOBLE. M. *Changements épidémiologiques des infections fongiques systémiques*. La lettre de l'infectiologue – Tome XIV – mars 1999.

[52] LENOBLE. M. *Facteurs de risque et pronostic des infections systémique à Candida en réanimation*. La lettre de l'infectiologue – Tome XIV – mars 1999.

[53] KÖNSBERG. R., AXELL. T. *Treatment of Candida-infected denture stomatitis with a miconazole lacquer*. Oral Surg Oral Med Oral pathol. 78 .306-311. 1994.

[54] HERMANT. C., LUC. J., ROQUES. C., PETUREAU. F., ESCAMILLA. R., FEDERLIN-DUCANI. M. *Activité fongique in vitro de différents bain de bouche, sur la flore fongique gingivale de patients infectés par le VIH*. Méd Mal Infect. 27 .715-8. 1997

[55] BILLAUD. E., MIEGEVILLE. M., PIOLET. D., MILPIED. M., RAFFI. F. *Microsporidiose au cours du SIDA, une infection opportuniste d'actualité*. . Méd Mal Infect. 27.719-22. 1997

[56] GLICK. M., MUZYKZA. B. C., LURIE. D., SALKIN. L. M. *Oral manifestations associated with HIV-related disease as markers for immune suppression and AIDS*. Oral Med Oral Pathol. 77. 334-349. 1994

[57] LE MONITEUR DES PHRMACIE ET DES LABORATOIRES, Cahier II du n° 2296 du 6 mars 1999.

[58] LENOBLE. M. *Risques et facteurs pronostic des infections fongiques systémiques en hématologie*. La lettre de l'infectiologue – Tome XIV – mars 1999.

[59] MUCKE. R., KABEN. U., LIBERA. T., KANAUERHASE. H., ZIEGLER. PG., HAMANN. D. , STRIETZEL. M. *Fluconazole prophylaxis in patients with head and neck tumors undergoing radiation and radiotherapy*. Mycoses. Nov . 41 (9-10). 421-3. 1998.

[60] DUPONT. B. *Candidose en pratique : Diagnostique biologique et traitement.* L'évolution du monde mycologique . Vol. 4. Hôpital Pasteur, Paris. 1989.

[61] MUSTER. D. *les topiques*. Encycl. Méd. Chir. (Paris, France). Stomatologie, 22012 A^{50}, 2- 1986, 14P.

[62] DEMANGE.C. *Les antifongique systémiques*. Lyon Pharma 46. 6. 335-344. 1995.

[63] PFALLER. M. A., MESSER. S. A., GEE. S., JOLY. S., PUJOL. C., SULLIVAN. D. J., COLEMAN. D. C., SOLL. D. R. *In vitro susceptibilities of Candida dubliniensis isolates tested against the new triazole and echinocandin antifungal agents*. J. Clin. Microbiol..37(3) .70-2. 1999.

[64] VANDERCAM. B., GIBBS. D., VATLONEN.M., JÄGER. H., ARMIGNACCO. O. *Fluconazole orally dispersible tablets for the treatement of patients with oropharyngeal candidiasis*. J.Int.Med.Res. .26 . 209-218. 1998.

[65] BOUCKAERT. S ., REMON. J. P. *In vitro bioadhesion of a buccal, Miconazole slow-release Tablet.* J. Pharm. Pharmacol. 45 . 504-507. 1993.

[66] PEDERSON. M., RASSING. M. R. *Miconazole chewing gum as a drug delivery system test of release promiting additives.* Drug Dev Ind Pharm.17 (3). 411-420. 1991.

[67] NAIR. M. K., CHIEN. Y. W. *Development of anti-Candida delivery systems: (I) Anti-Candida activities of antifungal agents and synergistic combination with other drugs.* Drug Dev Ind Pharm.22 (3). 237-242 .1996.

[68] MAGGI. L., CARENA. E., TORRE. M. L., GUINCHEDI. P. CONTE. U. *In vitro methods for the evaluation of bioadhesive polymers : A preliminary study.* . S. T. P Pharm. 4 (5) 343-348.1994.

[69] LENAERTS. V., GURNY. R. *Bioadhesive drug delivery systems.* CRC Press, Inc. Boca Raton, Florida.

[70] PONCHEL. G., TOUCHARD. F., DUCHÊNE. D., PEPPAS. N. A. *Bioadhesive analysis of controlled release systems. I. Fracture and interpenetration analysis in poly (acrylic acid)-containing systems.* J. Control. Release. 5.129-141.1987.

[71] FAFFANI. B. *Développement bio pharmaceutique d'une forme buccale mucoadhésive.* Thèse Doctorat d'état des sciences pharmaceutiques. Clermont-Ferrand, 1991.

[72] BELFIS. A. *Contribution à l'étude des microsphères bioadhésives*. Thèse pour l'obtention du diplôme d'état de docteur en Pharmacie., Paris. 1995.

[73] LEJOYEUX. F. *Évaluation de la bio adhésion de systèmes matriciels d'acide polyacrylique : influence de paramètres physico-chimiques et pharmaco-techniques.* Thèse Doctorat d'état des sciences pharmaceutiques. Paris, 1991.

[74] PONCHEL. G., DUCHÈNE. D., WOUESSIDJEWE. D., LEJOYEUX. F., PEPPAS. N. A. *Méthodes d'évaluation de la bio adhésion et facteurs influents*. S. T. P Pharma . 4 (8). 688-697.1988.

[75] DE VARIE . M. E., BODDÉ. H. G., NASCIMENTO. A., BUSSCHER. H. J., JUNGINGER. H. E. *Mucoadhesive polyacrylic hydrogels for buccal drug delivery copolymers compared with polymer mixtures*. S. T. P Pharma. 5 (12) 847-851.1989.

[76] SAWYER P.R.. BROGDEN RX. SPEIGHT T.M., AVERY G.S. *Miconazole: a review of its antifungal activity and therapeutic efficacy*. Drugs. 9. 406-423. 1975.

[77] ISHIDA. M., MACHIDA. Y., NAMBU. N., NAGAI. T. *New mucosal dosage form of insulin*. Chem. Pharm. Bull. 29 (3). 810-816. 1981.

[78] PEPPAS . N. A., MIKOS. A. G., *Experimental methods for determination of bioadhesive bond strength of polymers with mucus*. S. T. P Pharma. 5 (3) 187-191.1989.

[79] MARVOLA. M., VAHERVUO. K., SOTHMANN. A., MARTTILA. E., RAJAIEMI. M. *Development of method for study of the tendency of drug products to adhere to the esophagus.* J. Phar. Sci. 71. 975-977. 1982.

[80] FORGET. P., GAZZERI. P., MOREAU. F., SABATIER. M., DURANDEAU. C., MERLET. J. P., AUMONIER. P. *Comprimés mucoadhésifs mesure de l'adhésivité in vitro.*
S. T. P Pharma.4 (3) 176-181.1988.

[81] D. Duchêne., G. Ponchel. *Bioadhesion of solid oral dosage forms, why and how.* Eur.J. Pharm. Biopharm. 44 15-23.1997.

[82] ROBINSON. J. R., PARK. K. *Bioadhesive polymers as platforms for oral controlled drug delivery: method to study bio-adhesion.* Int. J. Pharm. 19. 107-127. 1984.

[83] JACQUES. Y., CHULIA. D., VERAIN. A., OZIL. P., *A propos d'un comprimé mucoadhésif destiné à la cavité buccale.* Pharm. Acta. Helv. 64, N. 5-6 .1989.

[84] JACQUES.Y., BURI .P., *An investigation of the physical behaviour of moisture-activated mucoadhesive hydrogels upon contact with biological and non biological substrates.* Pharm. Acta. Acta Helv. 72. 225-232. 1997.

[85] ODDS. F. C., *Persistence of miconazole in saliva after a single oral dose.* Clin Res Rev.1:231-232.1981.

[86] MEDLICOTT. N. J., HOLBOROW. D. W., RATHBONE. M. J., JONES. D. S., TUCKER. I. G., *Local delivery of chlorhexidine using a tooth-bonded delivery system.* J. Control. Release. 61: 337-343. 1991.

[87] BOUCKAERT. S., LEFEBVRE. R. A., REMON J. P., SCHAUTTET. H;, VAN CLOOSTER. R., Comparison of *salivary concentration after administration* of a *bioadhesive slow-release buccal tablet and* an *oral gel.* Eur J Clin Pharmacol. 43(2) . 137-40. 1992.

[88] WEINERT. M., GRIMES. R. M., LYNCH. D. P., *Oral manifestations of HIV infection.* Ann Intern Med. 25 : 485-96. 1985.

[89] DE REPENTIGNY. L., LEWANDOWSKI. D., JOLICOEUR. P., *Immunopathogenesis of oropharyngeal candidiasis in human immunodeficiency virus infection.* Clin Microbiol Rev. 17(4):729-59. 2004.

[90] VILLAQUIRAN. J., ALLEN. S.M., MARSHALL. A.J., RING. N.J., *Pulmonary embolism caused by Candida albicans.* J R Soc Med..97(8).392-3. 2004.

[91] FERNANDEZ-ALBA. J., VALLE-GAY. A., DIBILDOX. M., VARGAS. J.A., GONZALEZ J., GARCIA M., LOPEZ LH., *Fenticonazole nitrate for treatment of vulvo-vaginitis: efficacy, safety, and tolerability of 1-gram ovules, administered as ultra-short 2-day regimen.* J Chemother.16(2).179-86. 2004.

[92] GOZALBO. D., ROIG. P., VILLAMON. E., GIL ML., *Candida and candidiasis: the cell wall as a potential molecular target for antifungal therapy*. Curr Drug Targets Infect Disord. 4(2).117-35. 2004.

[93] RIBEIRO. M.A., MIRANDAL. A.E., GAMBALE. W., PAULA. C.R., *Prevalence and exoenzyme secretion by Candida albicans isolates from oral and vaginal mucosas of HIV-infected women*. Mycopathologia. 157(3).255-61. 2004

[94] AL-JASSER. A.M., ELKHIZZI. N.A., *Distribution of Candida species among bloodstream isolates*. Saudi Med J. 25(5).566-9. 2004.

[95] RAMAGE. G., TOMSETT. K., WICKES. B.L., LOPEZ-RIBOT. J.L., REDDING. S.W., *Denture stomatitis: a role for Candida biofilms*. Oral Surg Oral Med Oral Pathol Oral Radiol Endod..98(1).53-9. 2004

[96] BAI. X.D., LIU. X.H., TONG. Q.Y., *Intestinal colonization with Candida albicans and mucosal immunity*. World J Gastroenterol. 15.10(14).2124-6. 2004.

[97] NAFEE. N.A., ISMAIL. F.A., BORAIE. N.A., MORTADA. L.M., *Mucoadhesive delivery systems. I. Evaluation of mucoadhesive polymers for buccal tablet formulation*. Drug Dev Ind Pharm. 30(9).985-93. 2004.

[98] BALOGLU. E., OZYAZICI. M., HIZARCIOGLU. S.Y., KARAVANA. H.A., *An in vitro investigation for vaginal bioadhesive formulations: bioadhesive properties and swelling states of polymer mixtures*. Farmaco. 58(5).391-6. 2003.

[99] VASIR. J.K., TAMBWEKAR. K., GARG. S., *Bioadhesive microspheres as a controlled drug delivery system*. Int J Pharm. 14;255(1-2).13-32. 2003.

[100] WOODLEY. J., *Bioadhesion: new possibilities for drug administration*. Clin Pharmacokinet. 40(2).77-84. 2001.

[101] ZEGARELLI. E. V., *Diseases of oral cavity*, in: T. M. Speight (ED), Averys drug treatment, principals and practice of clinical pharmacology and therapeutics, 3rd ed, ADIS Press limited, Auckland, NZ. pp.418-438. 1987.

[102] WASHINGTON. N., WISON. C. G., Drug delivery to the oral cavity, in: ELLIS Horward (ED), Physiological Pharmaceutics; Chichester. pp. 21-36. 1989.

[103] BURI. P., PUISIEUX. F., DOELKER. E., BENOIT. J. P., *Formes pharmaceutiques nouvelles : Aspect technologique, biopharmaceutique et médical*. Technique et Documentation (Lavoisier). Paris. 1986.

[104] MINGHETTI. P., COLOMBO. A., MONTANARI. L., GAETA. G. M., GOMBOS. F., *Buccoadhesive slow-release tablets of acitretin: design and in vivo evaluation*. Int.J. Pharm.169.195-202. 1998.

[105] BOUCKAERT. S., LEFEBVRE. R. A., COLARDYN. F., RAMON. J. P. *Influence of the application site on bioadhesion and slow-release characteristics of a bioadhesive buccal slow-release tablet of miconazole*. Eur J. Clin Pharmacol 44: 331-335. 1993.

[106] MIYAZAKI. S., KAWASAKI. N., NAKAMURA. T., IWATSU. M., HAYASHI. T., HOU. W. M., ATTWOOD. D. *Oral mucosal bioadhesive tablets of pectin and HPMC: in vitre and in vivo evaluation.* Int.J. Pharm. 204 127-132. 2000.

[107] GREENSPAN. D., *Treatement of oral candidiasis in HIV infection.* Oral Surg Oral Med Oral Pathol. 78:511-5. 1994.

[108] Bull. Soc. Fr. Mycol Med. 10: 131-134. 1981.

[109] PATEL. D, SMITH. A. W, GRIST. N, BARNETT. P, SMART. J. D., *An in vitro mucosal model predictive of bioadhesive agents in the oral cavity.*, J. Control. Release. 61 . 175-183. 1999.

[110] WILLIAM. C., *Oral complications of local and systemic cancer treatment*, Current Opinion in oncology. 7 . 320-324. 1995.

[111] *Antifongiques et mycoses profondes.* Congrès de la Société de Pathologie infectieuse. Paris 1984. Med. Mal. Inf. 14. 510-588 et 596-627. 1984.

[112] BENN. J.E., *Chemotherapy of systemic mycosis.* Eng. J. Med. 290, 30-32, 320-323. 1974.

[113] KUEMMERLE. H.P., *Clinical Chemotherapy, Antimicrobial Chemotherapy.* Thieme - Stratton Inc, édit. New York. Fungistatic and fungicidal drugs.

E. Drouhet, p. 569-597. 1983.

[114] GRAYBILL J.R., CRAVEN P.C. *Antifungal agents used in systemic mycoses. Activity and therapeutic use.* Drugs. 25, 41-62. 1983.

[115] Levine .H. A. *Ketoconazole in the management of fungal disease.* Press. Edit. New York. 1982.

[116] Medical Mycology. W.B. Saunders Company, Edit. Philadelphia. *Antimycotic agents.* Rippon JWR. p. 723-738. 1982.

[117] HUNT. G., KEARNEY. P., KELLAWAY. I. W. *Mucoadhesive polymers in drug delivery systems. Fundementals and technics.* JOHNSON P. LLOYD-JONES J.G.Eds Ellis Horwood ltd. Chichester. pp:180-199. 1987.

[118] REPKA. M.A., MCGINITY. J.W. *Bioadhesive properties of hydroxypropylcellulose topical films produced by hot-melt extrusion.* J Control Release. 23.70(3).341-51. 2001.

[119] CARDOT. J. M., CHAUMONT. C., DUBRAY. C., COSTANTINI. D., AIACHE. J. M. *Comparison of the pharmacokinetics of miconazole after administration via a bioadhesive slow release tablet and an oral gel to healthy male and female subjects.* Br J Clin Pharmacol, 58:4. 345-351. 2004.

[120] G. HUMBERT and C. ALAIS, La technique laitière., n° 952, 73-74 (1981).

[121] E.BEYSSAC, *Interactions aliments/ médicaments : Utilisation des composés alimentaires comme vecteur d'administration des médicaments et/ ou excipients dans les formes pharmaceutiques.* Thèse DOCTORAT de L'Université d'Auvergne, Clermont Ferrand, 1989.

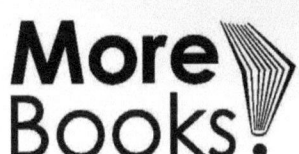

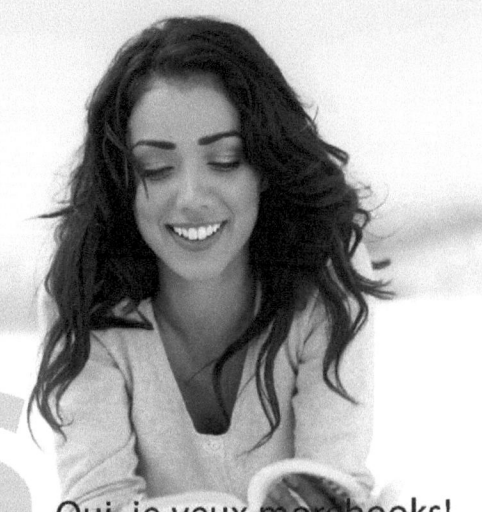

Oui, je veux morebooks!

i want morebooks!

Buy your books fast and straightforward online - at one of the world's fastest growing online book stores! Environmentally sound due to Print-on-Demand technologies.

Buy your books online at
www.get-morebooks.com

Achetez vos livres en ligne, vite et bien, sur l'une des librairies en ligne les plus performantes au monde!
En protégeant nos ressources et notre environnement grâce à l'impression à la demande.

La librairie en ligne pour acheter plus vite
www.morebooks.fr

OmniScriptum Marketing DEU GmbH
Heinrich-Böcking-Str. 6-8
D - 66121 Saarbrücken
Telefax: +49 681 93 81 567-9

info@omniscriptum.de
www.omniscriptum.de

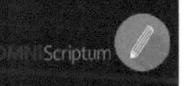

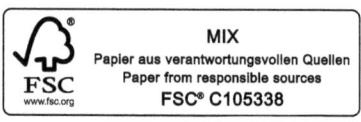

Printed by Books on Demand GmbH, Norderstedt / Germany